Fortschritte der Urologie und Nephrologie

AF211814

FORTSCHRITTE DER UROLOGIE UND NEPHROLOGIE

HERAUSGEGEBEN VON
PROF. DR. W. VAHLENSIECK, BONN

BAND 1

DIE AKUTE UND CHRONISCHE NIERENINSUFFIZIENZ

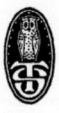

DR. DIETRICH STEINKOPFF VERLAG
DARMSTADT 1970

Die akute und chronische Niereninsuffizienz

Überarbeitete Vorträge und Diskussionen eines internationalen Symposions
an der Urologischen Universitätsklinik Wien

Herausgegeben von

Prof. Dr. Richard Übelhör · Doz. Dr. P. P. Figdor

Urologische Universitätsklinik Wien

Mit 11 Abbildungen in 12 Einzeldarstellungen und 23 Tabellen

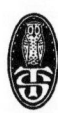

DR. DIETRICH STEINKOPFF VERLAG

DARMSTADT 1970

© 1970 by Dr. Dietrich Steinkopff Verlag, Darmstadt
Softcover reprint of the hardcover 1st edition 1970

ISBN 978-3-7985-0308-3   ISBN 978-3-642-47045-5 (eBook)
DOI 10.1007/978-3-642-47045-5

Herstellung: HAGEDORN TYPOGRAPHIC SERVICE · BERLIN

Zweck und Ziel der Sammlung

Urologie und Nephrologie zählen zu jenen Bereichen der Medizin, in denen in den letzten Jahrzehnten erhebliche diagnostische und therapeutische Fortschritte erzielt werden konnten. Dank intensiver wissenschaftlicher Zusammenarbeit zwischen Genetikern, Andrologen, Pädiatern, Gynäkologen, Röntgenologen, Pathologen, Chirurgen, Anästhesisten, Urologen und Nephrologen konnten manche Probleme gelöst werden, die früher unlösbar schienen. Die bestehenden Fachzeitschriften erlauben nur in begrenzter Weise eine fundierte Information des praktizierenden Arztes und Facharztes, welcher sich fast täglich einer Vielfalt von Fällen von Nieren- und Harnwegserkrankungen gegenübergestellt sieht.

Die vorliegende Sammlung will in zwangloser Weise aktuelle Themen aus dem Bereich der Urologie und Nephrologie knapp aber erschöpfend unter Berücksichtigung der modernen Diagnose und Therapie darstellen. Jeder Beitrag ist in sich abgeschlossen.

Der in der Klinik oder Praxis tätige Arzt kann aus den einzelnen Bänden den jeweils neuesten Stand der Urologie und Nephrologie kennenlernen, der Medizinstudent Ergänzungen über den Rahmen vorhandener Lehrbücher hinaus finden.

HERAUSGEBER UND VERLAG

Vorwort und Begrüßung

Die Nephrologie als eine an sich nicht mehr neue, aber derzeit sehr aktive Sonderdiszi-
plin drängt zur Manifestation, was auch in der Zahl der Symposien ihren Ausdruck findet.
In Wien kamen 1966 – in dieser Gestaltung vielleicht erstmalig – Internisten, Anaesthesiolo-
gen und Urologen zu einer kleinen Tagung zusammen, womit die Mitglieder aller dieser
Gruppen ihr großes Interesse an der Nephrologie bekundeten. Der Sekretär und Organi-
sator des Symposiums, Oberarzt der Urologischen Universitätsklinik Wien, Dr. P. P. FIGDOR,
hat damit ein Bekenntnis abgelegt, das die Urologische Universitätsklinik in Wien vor-
behaltlos anerkennt: Die urologische Nephrologie soll zur internen Nephrologie eine echte
Ergänzung sein (und nicht etwa ein Konkurrenzunternehmen), im Gespräch der beiden
Partner wird immer wieder offenbar, daß die Nephrologie eine sehr umfassende Wissen-
schaft ist, die bei ihrem derzeitigen Stand eine geradezu faszinierende Aktualität bietet.

Nach der allgemeinen Begrüßung wurde der besonderen Freude Ausdruck verliehen, daß
die Herren BÁLINT, Vorstand des Physiologischen Institutes der Universität Budapest,
DUTZ (Charité Berlin), BIBUS als Präsident der Österreichischen Gesellschaft für Urologie
und ALWALL (Lund) der Einladung Folge leisteten. Die Teilnehmer des Symposiums kamen
aus der Bundesrepublik Deutschland, der Deutschen Demokratischen Republik, Belgien,
England, Schweden, der Tschechoslowakei, Ungarn und Österreich.

Wien, Januar 1970   R. ÜBELHÖR

INHALTSVERZEICHNIS

Verzeichnis der Referenten und Diskussionsredner

Dr. B. ABERLE: Urologische Universitätsklinik Wien.Wien IX., Alserstraße 4 (Österreich)

Prof. Dr. N. ALWALL: Medizinische Universitätsklinik (Nierenklinik) Lund (Schweden)

Prof. Dr. P. BÁLINT: Institutum Physiologicum Universitatis Budapest VIII. Puskin u. 9. (Ungarn)

Dr. G. BALTZER: Medizinische Universitätsklinik Marburg/Lahn (BRD)

Dr. W. BAUDITZ: 2000 Hamburg 20, Martinistraße 52 (BRD)

Doz. Dr. M. BERGMANN: Chirurgische Universitätsklinik Graz (Österreich)

Doz. Dr. L. BRAUN: Chirurgische Universitätsklinik 44 Münster/Westf. (BDR)

Dr. R. DIEM: Medizinische Universitätsklinik, 74 Tübingen (BRD)

Prof. Dr. H. DUTZ: 104 Berlin, Schumannstraße 21 (DDR)

Dr. P. P. FIGDOR: Urologische Universitätsklinik Wien, Wien IX., Alserstraße 4 (Österreich)

Doz. Dr. K.W. FRITZ: Medizinische Universitätsklinik 53 Bonn (BRD)

Dr. G. GÁL: I. Chirurgische Klinik, Szeged (Ungarn)

Dr. J. HAGEMANN: 104 Berlin, Schumannstraße 21 (DDR)

Doz. Dr. A. HEIDLAND: Medizinische Universitätsklinik 87 Würzburg (BRD)

Dr. V. HEINZE: 78 Freiburg/Breisgau, Wonnhaldestraße 1-5 (BRD)

Doz. H. JAHRMÄRKER: 8 München 15, Ziemssenstraße 1 (BRD)

Dr. D. KERR: Newcastle-upon-Tyne 1, The Royal Viktoria Infirmary (England)

Prof. Dr. K. KLÜTSCH: Medizinische Universitätsklinik 87 Würzburg (BRD)

Dr. H. KLINKMANN: 25 Rostock 1, Rembrandtstraße 18 (DDR)

Dr. K. F. KOPP: Frankfurt/Main, Ludwig Rehnstraße 14 (BRD)

Dr. P. H. KRASEMANN: Chirurgische Universitätsklinik 44 Münster/Westf. (BRD)

Prof. Dr. R. KUCHER: Institut für Anaesthesiologie, Wien IX., Spitalgasse 23 (Österreich)

Prof. Dr. V. LACHNIT: Wien IX., Koling. 10 (Österreich)

Prof. Dr. P. MICHIELSEN: Medizinische Universitätsklinik St. Raphael, Leuven, Kapucijnen Voer 35 (Belgien)

Doz. Dr. M. PECHERSTORFER: Urologische Universitätsklinik Wien IX., Alserstr. 4 (Österreich)

Dr. K. PRECHT: 104 Berlin Schumannstraße 21 (DDR)

Prof. Dr. F. RÉNYI-VÁMOS: Urologische Universitätsklinik Budapest VIII. Üllöi u. 78/b (Ungarn)

Prof. Dr. H. ROCKSTROH: 402 Halle (Saale), Leninallee 16 (DDR)

Prof. Dr. A. ROSENKRANZ: Kinderklinik Glanzing, Wien XIX., Glanzingg. 37 (Österreich)

Dr. F. SCHWARZ: 25 Rostock 1, Rembrandtstraße 18 (DDR)

Doz. Dr. P. SCHOLLMEYER: I. Medizinische Universitätsklinik 75 Tübingen (BRD)

Doz. Dr. H. G. SIEBERTH: Medizinische Universitätsklinik, 5 Köln-Lindenthal (BRD)

Dr. M. SIEDEK: Chirurgische Universitätsklinik, Bonn/Rhein, Venusberg (BRD)

Doz. H. SPITZY: I. Medizinische Universitätsklinik, Wien IX., Spitalgasse 23, (Österreich)

Prof. Dr. K. STEINBEREITHNER: Institut für Anaesthesiologie, Wien IX., Alserstraße 4 (Österreich)

Dr. J. STEJSKAL: Prag, U nemocnice 2, (ČSSR)

Dr. D. STRANGFELD: 104 Berlin, Schumannstraße 21 (DDR)

Dr. E. STREICHER: 7 Stuttgart 1, Kriegsbergstraße 60 (BRD)

Dr. K. Todoroff: Urologische Universitätsklinik Wien, Wien IX., Alserstraße 4 (Österreich)

Dr. G. Traut: I. Medizinische Universitätsklinik, 665 Homburg/Saar (BRD)

Prof. Dr. Übelhör: Urologische Universitätsklinik Wien, Wien IX., Alserstraße 4 (Österreich)

Dr. H. Vagacz: I. Chirurgische Universitätsklinik Wien, Wien IX., Alserstraße 4 (Österreich)

Dozent Dr. H. Valek: Prag 2, U nemocnice 2, (ČSSR)

Doz. Dr. B. Watschinger: Linz/Donau, Bethlehemstraße 19 (Österreich)

Prof. Dr. Weissel: Wien XVI., Montleartstraße 37 (Österreich)

Dr. F. Zekert: I. Chirurgische Universitätsklinik Wien, Wien IX., Alserstraße 4 (Österreich)

Dr. E. Zysno: Medizinische Universitätsklinik 74 Tübingen (BRD)

1.

Allgemeine Bemerkungen zur Dialyse

Von R. Übelhör (Wien)

Das Symposium begann mit einer lebhaften Diskussion über aktuelle Dialysefragen. Die Teilnehmer hatten den Wunsch sich gegenseitig über die länderweisen Verschiedenheiten, die technischen Fortschritte und zukünftige Planungen zu informieren. Da dieses Gespräch nur ein Momentbild brachte, das längst nicht mehr in allen Teilen aktuell sein dürfte, werden nur kurze Auszüge daraus veröffentlicht.

Klinkmann berichtete über die verschiedenen Tagungen der letzten zwei Jahre. Die Heimdialyse wird immer häufiger, man wartet auf Einmalgeräte, die viel Personalarbeit ersparen. Es gibt da und dort Patienten, die nun 7 Jahre dialysiert werden. Die Schwierigkeiten mit dem Shunt sind nicht auszuschalten. Man berichtet, daß es gut funktionierende Shunts durch 1/2 bis 1 Jahr gibt. Das wird als viel zu optimistisch bezeichnet. Rockstroh berichtete über die Überlebenszeit von maximal 285 Tagen bei jenen Patienten, die einen Scribner-Shunt trugen. Michielsen demonstrierte erstmalig die Vorteile des Cimino-Shunts, der auch eine leichtere Rehabilitation ermöglicht. Es wird darüber diskutiert, ob bei der Verwendung von Pumpen ein negativer Druck in den Venen das Endothel schädigt. Michielsen benützt eine eigene Vorrichtung, die beim Auftreten eines negativen Druckes die Pumpe selbsttätig ausschaltet. Man findet es sehr erwähnenswert, daß in amerikanischen Dialysezentren Psychologen mitarbeiten, deren Aufgabe es ist, den Patienten die Einhaltung drückender Forderungen (Diät) verständlich zu machen und die oft auftretenden Depressionen zu behandeln. Dutz erwähnt die immer häufigere Verwendung der Peritonealdialyse bei akuten Fällen. Es sei besser, die akuten von den chronischen Dialysen zu trennen. Die chronische Dialyse sollte bestimmten Zentren vorbehalten bleiben, während die akuten Fälle in verschiedenen, auch chirurgischen Stationen, behandelt werden könnten. Alwall demonstrierte an Hand von Karten die Verteilung der Dialysestationen in Schweden. Es war allen Zuhörern klar, daß eine derartig kluge Planung nur durch eine Persönlichkeit wie Alwall durchgesetzt werden kann. Es war interessant zu hören, daß es gar nicht erwünscht ist, wenn zu viele und zu kleine Dialysestationen errichtet werden, da die Ärzte solcher wenig frequentierter Einrichtungen nicht in die Lage kommen, genügend Erfahrung zu sammeln. Besonders wichtig war die Erklärung Alwalls, daß man eine Selektion der Patienten nicht anerkennen soll. Die Auswahl muß auf jeden Fall dem Arzt vorbehalten bleiben. Es sei besser, eine Dialysebehandlung zu versuchen, da die Selektion dadurch erfolgt, daß viele Patienten infolge der Komplikationen, usw. ausscheiden, was man vorher nicht mit Sicherheit voraussagen kann. Alwall sagte dann wörtlich: „Man braucht nicht Waschzentren sondern Kliniken, an denen sich die Ärzte auch mit anderen Fragen und anderen Problemen beschäftigen können. Die Personalfrage ist sicher nur so zu lösen, daß man möglichst Datenverarbeitungsanlagen einsetzt, die neben den Autoanalysegeräten des Laboratoriums in möglichst kurzer Zeit die momentane Situation und den augenblicklichen Bedarf des einzelnen Patienten bekanntgeben. Die Entwicklung der Medizin ist so schnell, daß die Anpassungszeit für viele zu kurz ist, was vor allem für die Gesundheitsbehörden gilt. Der Arzt soll aber kompromisslos alles das verlangen, was er zur Behandlung braucht, und dafür sorgen, daß kein Patient von einem Recht ausgeschlossen wird, das ihm als Mitbürger zusteht."

2.

Round-table-Gespräch

Wie lange kann und soll beim chronischen Nierenleiden konservativ behandelt werden?

Leitung: P. P. FIGDOR (Wien)

P.P. FIGDOR (Einleitung):

Noch immer ist nicht eindeutig ein Zeitpunkt anzugeben, zu dem im Verlauf des chronischen Nierenleidens mit der Dialysebehandlung zu beginnen sei.

Gezeigt hat sich freilich, daß bei Patienten, die zu spät in ein Dialyseprogramm aufgenommen wurden, viel häufiger Komplikationen auftreten, und es sind auch die Resultate der Dialysebehandlung bei solchen Patienten schlecht. Nach wie vor ist die Frühmortalität chronisch Dialysierter hoch (DRUKKER 1965, 1966), was wohl in erster Linie auf die Dialysebehandlung bei solch ungünstigen Fällen zurückzuführen ist. Es hat sich weiter gezeigt, daß die Behandlung eines chronisch Nierenkranken mittels der Dialyse weniger schwierig durchzuführen ist als mit der diätetischen Behandlung allein, besonders dann, wenn Hypertonie vorliegt, die Tagesharnmengen eher klein sind und die Neigung zu Flüssigkeitsretention besteht.

Andererseits muß betont werden, daß mit der Dialysebehandlung nicht zu früh begonnen werden sollte. Es kann nämlich das chronische Dialyseprogramm nicht beliebig ausgedehnt werden, seine zeitliche Begrenzung ist etwa durch den Zustand der Gefässe (Shunt) oder die Veränderungen des Peritoneums bedingt. Wohl gibt es einige Berichte über Patienten, die bereits einige Jahre regelmäßig dialysiert werden, allein ihre Zahl ist so gering im Verhältnis zur Gesamtheit der chronisch dialysierten Nierenkranken, daß daraus noch keine Schlüsse gezogen werden können. Daher haben SCHREINER (1963) und auch SCRIBNER (1966) erklärt, daß es wichtig sei, so spät wie möglich mit der chronischen Dialyse zu beginnen, um so mehr als ein Patient, der einmal in ein chronisches Dialyseprogramm aufgenommen ist, nicht mehr zu einer rein konservativen Therapie zurückgeführt werden kann, schon allein aus dem Grund, weil die Harnproduktion im Laufe der Dialysebehandlung fast völlig versiegt. Auch sollte – selbst bei großer Erfahrung – die Schwierigkeit der Dialysebehandlung mit all den Möglichkeiten an Komplikationen nicht unterschätzt werden. Immer wieder wird von Todesfällen infolge von Hyperelektrolytämien und Zwischenfällen auf Grund einer Wasserintoxikation (infolge fehlerhaft zusammengesetzter Dialyseflüssigkeit), von Peritonitiden, Darmperforationen u. a. m. berichtet; auch die Zunahme der Hepatitis kann nicht ohne Beachtung bleiben.

Bei besonders ausgewähltem Krankengut, z. B. bei nur jüngeren Patienten mit wenig fortgeschrittener Urämie, mit nicht zu geringer Diurese und ohne Hypertonie, wird man gute Resultate erzielen, Fällen allerdings, die auch rein konservativ eine gewisse Zeit noch zu behandeln wären. Aber selbst, wenn man im Prinzip eine Selektion der Patienten für die chronische Dialyse zu vermeiden trachtet, wird man schon auf Grund der beschränkten Kapazität der Dialysemöglichkeiten eine gewisse Anzahl von Patienten ausscheiden müssen. Mögen dies auch nicht immer die geeignetsten Fälle für eine konservative Behandlung sein, so gelingt es trotzdem, solche Patienten vielleicht nicht immer arbeitsfähig, aber doch außer Bett und für eine nicht geringe Zeit – selbst für Jahre – mit der entsprechenden Diät und Infusionsbehandlung unter regelmäßigen Kontrollen am Leben zu halten. Man kann nicht übersehen, daß auch die konservative Therapie – vor allem in den letzten Jahren – viele Erfolge gezeigt hat.

Mag man sich an der einen Dialysestation möglichst lange und oft zu einer strengen Urämiediät mit besonderer Konsequenz und Sorgfalt entschließen, eine Therapie, für die auch der Patient viel Verständnis wird aufbringen müssen, anderswo werden sich Arzt und Patient viel früher für die – meist bequemere – Dialysebehandlung entscheiden. Der

Entschluß zum Beginn der chronischen Dialysebehandlung wird nicht selten auf Grund *subjektiver* Einstellung erfolgen. Die Frage wäre interessant, ob es nun tatsächlich Parameter gibt – Clearance, Serumkreatininkonzentrationen, bestimmte Reaktionen auf die Infusionstherapie –, die als *objektive* Kriterien den Entschluß zum Beginn eines regelmäßigen chronischen Dialyseprogramms bestimmen würden.

Ein schwieriges und wichtiges Problem – einer Diskussion wohl wert – ist die Begrenzung des Kreises der zu dialysierenden Patienten auf bestimmte Altersgruppen. Beinahe auf jedem nephrologischen Kongreß wurden in den letzten Jahren für die einzelnen Länder die Zahlen der Patienten angegeben, die einer chronischen Dialyse zu unterziehen wären. Nach ALWALL sind viele dieser Zahlenangaben irreführend. Nach seinen Angaben gebe es ein relativ häufiges Aufscheinen von Urämien zwischen dem 40. und 60. Lebensjahr, während in einigen Berichten nicht zuletzt wegen besonderer Berücksichtigung der Wiederherstellung der Arbeitsfähigkeit der Patienten und ihrer Wiedereingliederung in den Arbeitsprozeß zumeist nur die Altersgruppen zwischen 20 und 45 Jahren in Betracht gezogen werden, die Bedürftigen darunter und darüber werden darin ausgeklammert. Dies entgegen der medizinischen Indikation, die auch jüngere Patienten und selbstverständlich auch Menschen jenseits der 45-Jahr-Grenze als für das chronische Dialyseprogramm geeignet betrachtet. So schwierig dieses Problem auch erscheinen mag, man sollte die Frage „Konservative Therapie oder Dialysebehandlung?" nicht von der Möglichkeit der Wiedereingliederung des Patienten in den Arbeitsprozeß abhängig machen.

Es ist auch nötig, den Begriff der chronischen Dialyse genauer zu definieren. Unter chronischer Dialyse versteht man die ständige Anwendung eines Dialyseverfahrens in regelmäßigen Zeitabständen. Werden Dialysen nur gelegentlich durchgeführt, so sollte man von einer fallweisen, intermittierenden Dialysebehandlung sprechen. Eine solche fallweise durchgeführte Dialysetherapie ist sicherlich nützlich, wenn es gilt, Patienten rasch über schwierige Situationen, etwa bei Azidose, vor allem bei Neigung zu Flüssigkeitsretention, hinwegzuhelfen. Es könnte hier auch die Meinung von SIEBERTH zur Debatte gestellt werden, bei der Behandlung eines chronisch Nierenkranken keine Infusionen mehr zu verwenden, sondern besser neben der diätetischen Behandlung gelegentlich eine Peritonealdialyse einzuschieben. Dieser Vorschlag gründet sich vor allem darauf, die Extremitätengefäße solcher Patienten – in Hinblick auf die Möglichkeit des Anlegens von shunts für die Dialyse – möglichst zu schonen. Wir haben aus unserer Urämiebehandlung die Infusionstherapie nicht gänzlich verbannt, führen aber jetzt viel häufiger solche gelegentliche Peritonealdialysen durch.

Zuletzt sei noch das Problem der Behandlung solcher Patienten Erwähnung getan, die sehr spät, man müßte wohl sagen zu spät, zur Dialysetherapie kommen. Diese Frage wird nicht ganz so aktuell sein, wenn man aus einer großen Zahl von Patienten, die man selbst durch lange Zeit behandelt hat, Kandidaten für ein chronisches Dialyseprogramm auswählen kann. Kommt aber bei in schwerer Urämie für die Dialysebehandlung zugewiesenen Patienten die Nierenfunktion nach Behandlung von mehreren Wochen nicht in Gang, so scheint es uns problematisch, ob es noch sinnvoll ist, bei diesen eine Behandlung im Sinne eines chronischen Dialyseprogramms fortzuführen. Es wird eher unwahrscheinlich sein, daß es sich bei solchen Fällen um einen schweren akuten Nierenschaden oder nur um einen Schub eines chronischen Nierenleidens handelt. Eine Zeitlang haben wir bei solchen Patienten für die exaktere Diagnose eine offene Nierenbiopsie durchgeführt. Hat die histologische Untersuchung das vollständige Fehlen von funktionsfähigen Nephronen ergeben, so haben wir von weiteren Dialysebehandlungen Abstand genommen. Doch sind wir später davon abgekommen und haben solche Patienten weiter dialysiert; die Resultate waren aber ausgesprochen schlecht. Es war uns nicht gelungen, die Patienten in einen Zustand zu bringen, der an eine ambulante Dialysebehandlung denken ließ, vielmehr verstarben diese Patienten trotz Hämodialysebehandlung innerhalb weniger Monate.

Es sei also zur Diskussion gestellt, ob in solchen Fällen tatsächlich eine Biopsie indiziert ist, und wenn, ob man in dieser Situation auch eine geschlossene Biopsie machen würde; ferner, ob man, bei schlechtem bioptischem Befund auf die weitere Behandlung verzichten darf, bei Patienten, die keinesfalls für eine Transplantation geeignet sind. Auf jeden Fall muß beachtet werden, daß diese Patienten zumeist an einem septischen Geschehen sterben und als Bakterienträger eine Gefahr darstellen, dann, wenn man sie nicht isolieren kann.

Wir beginnen jetzt das chronische Dialyseprogramm zumeist mit Peritonealdialysen. Vielleicht ist dies ein gangbarer Weg auch für diese Patienten mit so fraglicher Prognose. Mag sein, daß sich im Verlauf von mehreren Wochen zeigen wird, ob die Aufnahme in ein regelmäßiges, chronisches Hämodialyseprogramm richtig ist.

Es wäre interessant zu erfahren, ob bei solchen Patienten anderswo günstigere Resultate erzielt worden sind, als dies bei uns der Fall war. Wenn ja, dann würde dies die Weiterführung der – auch pflegerisch – schwierigen Behandlung rechtfertigen, obwohl mit der Überbeanspruchung der wohl meisten Dialysestationen infolge des chronischen Dialyseprogramms, die *ausreichende Behandlung des akuten Nierenversagens* mit der künstlichen Niere jetzt *nicht immer garantiert* erscheint. Ein sehr ernstes Problem, denn zweifellos ist für manche Fälle von akutem Nierenversagen, vor allem den mit hohem Katabolismus, die dann notgedrungen durchgeführte Peritonealdialyse – weil eben kein Hämodialyseplatz frei ist – insuffizient.

In unserer Absicht, jedwede Selektion bezüglich der Einteilung zu einer chronischen Dialysebehandlung abzulehnen, mußten diese ersten Jahre chronischen Dialyseprogramms vorläufig mehr ein Versuch sein festzustellen, wie ein solches die Arbeit an unserer Dialysestation gestalten würde, als eine bereits standardisierte Therapie, wie sie manche Nierenzentren bereits entwickeln konnten. Aus der Fülle von Problemen bei dieser Aufgabe wurde hier einiges dargestellt, vor allem bezüglich der uns besonders interessierenden Fragestellung, wie lange derzeit in der Behandlung eines chronischen Nierenkranken bei der rein konservativen Therapie verharrt werden darf.

Dutz stellte sodann fest, daß man, um eine rationelle Behandlung der Nierenkranken planen zu können, den Patienten erst einmal in der Behandlung haben müsse. Wahrscheinlich ist es das Wichtigste, daß man sich nicht mehr darauf konzentriert, Dialysezentren zu gründen, sondern daß die Nephrologen damit beginnen, jene Nierenkranken zu sammeln, die einer Behandlung bedürfen. Damit hätte man sozusagen ein Urmaterial, aus dem man jene Patienten heraussuchen könnte, die am Rande einer Niereninsuffizienz stehen. Daraus wieder könnte man die für die Dialysebehandlung geeigneten heraussuchen. Als Kommentar werden einige Zahlen aus der DDR angeführt. Wahrscheinlich gilt ein ähnliches Zahlenverhältnis auch für andere Teile Europas. Dutz und seine Mitarbeiter begannen 1958 in Rostock mit den Bemühungen um Nierenkranke. Das wurde in einem Einflußbereich von etwa 2 Millionen Einwohnern sehr bald bekannt und die Rostocker Nierenambulanz größer und größer. Klinkmann betreut jetzt in dieser Nierenambulanz in Rostock 900 Nierenkranke. In Berlin startete das gleiche Vorhaben 1962, ohne besondere Propaganda wurde eine Nierenambulanz aufgemacht, die jetzt 400 Nierenkranke betreut. Wenn man diesen Patientenkreis gründlich durchuntersucht, wird man einen bestimmten Prozentsatz finden von schon bestehender Retention harnpflichtiger Substanzen. In Rostock haben von den genannten 900 Patienten 96 einen R.N. über 60 mg%. In Berlin fand man bei 40 von 400 Patienten einen erhöhten R.N. Auf diese Patienten muß man sich konzentrieren. Sie müssen immer wieder bestellt werden und alle Möglichkeiten der Behandlung sind auszunützen. Dazu gehört die Unterweisung im Trinken, die Kontrolle der Azidose, die ja auch unabhängig vom R.N. schlechter werden kann usw. Gelegentlich sind bei einem schwereren Fall Infusionen nötig, die mehrere Tage hintereinander verabreicht werden. Die Eiweißzufuhr wird kontrolliert; Precht pflegt in der Berliner Ambulanz den Patienten eine Diät mit 30 g Eiweiß vorzuschreiben. Klinkmann wird über eine Standartdiät mit 50 g Eiweiß gesondert berichten. Da der größte Prozentsatz dieser Patienten, nämlich 42% Pyelonephritiskranke sind, steht die Infektionstherapie im Vordergrund. Die Frage lautet dann, wann man einen solchen Patienten in ein Dauerdialyseprogramm aufnehmen muß. Selbstverständlich kann eine Dialysebehandlung notwendig werden bei akuten Verschlechterungen; bei guter Führung der Patienten kommt dies aber sehr selten vor. Bei Patienten von auswärts ist dies wesentlich häufiger, und die Entscheidung, ob es sich um eine akute Verschlimmerung eines chronischen Zustandes handelt, ist nicht immer leicht.

In den ersten Jahren dieser Bemühungen wurde wahllos alles dialysiert, was an schweren Urämien überwiesen wurde. Die Resultate waren sehr schlecht. Die Resultate sind jetzt wesentlich besser, wenn es sich um Patienten handelt, die seit längerer Zeit bekannt sind, und die man aus dem konservativen Programm herauswählen konnte. Es gibt aber keine R.N.-Grenze und auch keinen Kreatiningrenzwert, der Signal wäre für den Beginn des chronischen Dialyseprogramms. Man kann aber ganz allgemein sagen, daß ein Patient mit einer Anämie unter 8 g⁰/o, mit einer Azidose, die sich nicht mehr medikamentös beherrschen läßt, ins Dialyseprogramm aufgenommen werden soll. Wichtig ist auch die Angabe der Patienten über die rasch zunehmende Leistungsinsuffizienz, es wird recht überzeugend ein ganz bestimmter Leistungsknick angegeben. Es ist nicht gut, wenn man einen Patienten längere Zeit mit einem R.N. über 100 mg⁰/o und einem Kreatinin über 15 mg⁰/o unbehandelt läßt. Das Alter der Patienten schwankte im allgemeinen zwischen 40 und 50 Jahren.

KERR nahm zuerst Stellung zu den berichteten Mortalitätszahlen in Europa. Diese Zahlen erscheinen schlecht, es stellt sich aber schon heraus, daß die Zahlen in Europa überall besser werden. Er berichtete über die Ergebnisse der 3 Zentren, die in England am längsten arbeiten, zusammen 75 Patienten betreuen und jetzt eine Jahresmortalität unter 5⁰/o aufweisen. Diese Mortalität wird zunehmen, je länger die Patienten dialysiert werden. KERR erwähnt dann einen zweiten Punkt, nämlich die Hepatitis. Derzeit sind 5 Epidemien in ganz verschiedenen Ländern bekannt mit schweren Erkrankungen auch des Pflegepersonals. Das wird natürlich den Entschluß, einen Patienten ins Dialyseprogramm aufzunehmen, nicht beeinflussen, man wird aber besondere Vorsicht walten lassen.

Zur Auswahl der Patienten gab KERR folgendes an: In Newcastle und an anderen Orten gibt es mehr Patienten als Dialyseplätze. Es wurde daher ein Auswahlkomitee bestimmt, so wie es SCRIBNER beschrieben hat (und wie es von ALWALL und bei diesem Symposium auch von FIGDOR abgelehnt wurde). Da das englische Komitee sich aus solchen Ärzten zusammensetzte, die es nicht fertigbrachten, zu einem Patienten Nein zu sagen und daher dem gestellten Zweck nicht entsprach, wurde es wieder aufgelöst. Jetzt wird folgendes Auswahlsystem verwendet: Alle Patienten, die als Kandidaten für die Dialyse in Frage kommen, werden in der Nierenambulanz sofort in zwei Gruppen geteilt, die eine unter, die andere über 45 Jahre. Ausgeschlossen wurden ferner alle Patienten mit einer Systemerkrankung. Die 45-Jahres-Grenze wurde sehr kritisiert. Es war aber unbedingt notwendig, irgendeine Grenze zu setzen. Alle Patienten wurden hinsichtlich ihrer psychologischen Eignung untersucht, wurden während der weiteren Beobachtung mit blutdrucksenkenden Medikamenten und einer 40 g Eiweißdiät behandelt. Wenn während dieser Probezeit urämische Symptome auftraten, wurden sie sofort ins Krankenhaus aufgenommen und bekamen eine GIOVANETTI-Diät. Gelegentlich wurde mit einer Peritonealdialyse begonnen, auch zu dem Zweck, die Fortführung der GIOVANETTI-Diät zu ermöglichen. Jeder, der diese Diät nicht einhielt, wurde für ungeeignet hinsichtlich der Dialysebehandlung bezeichnet. Diejenigen, die die Diät einhielten, bis die ersten Urämiezeichen auftraten, kamen dann in die Dialysebehandlung.

Die Frage ist nun die, was man gewinnt oder verliert, wenn man Patienten auf diese Weise testet. Bevor dieses Programm in der Nierenklinik durchgeführt wurde, standen die Patienten in Untersuchung und Behandlung einer Stoffwechselabteilung. Damals schien es so, als ob man durch dieses Vorgehen einiges gewinnen könnte. Bei 30 Patienten mit chronischer Nierenkrankheit wurden die verschiedenen Eiweißdiäten studiert mit bestimmten Fragestellungen bezüglich des Urämieverlaufes. Man konnte beobachten, daß ein Teil dieser Patienten eine beträchtliche Abnahme der Harnstoffproduktion (die ja den Eiweißabbau widerspiegelt) erkennen ließ, wenn sie von einer 40 g auf eine 20 g Eiweißdiät gesetzt wurden. Die Diät war aber an Kalorien insuffizient und die Patienten verloren an Gewicht. Wenn man die Kalorien erhöhte, durch Zufuhr von Zuckerlösungen („Highcal") und dadurch die Kalorienzufuhr auf eine adäquate Höhe brachte, hörte der Gewichtsverlust auf, die Ureaproduktionsrate und die Urämie nahmen ab. Stellte man dann noch auf die GIOVANETTI-Diät um, bei der das Eiweiß ja hauptsächlich aus essentiellen Aminosäuren besteht, konnte man eine weitere Reduktion der Harnstoffproduktion und des Plasmaharnstoffspiegels feststellen. Zwischen der 20 g Eiweißdiät und der GIOVANETTI-Diät ist ein Vergleich allerdings deshalb schwierig, weil die 20 g Eiweißdiät von den Patienten ganz gut vertragen wird, während die GIOVANETTI-Diät vielfach Widerwillen auslöst. Während der letzten 3 Jahre sind nun von KERR 53 Patienten mit diesem Regime ausgetestet und auf diese Weise für die Hämodialyse ausgewählt worden. 5 starben während der konservativen Behandlung. Weitere 5 sind noch in dieser Behandlung, die anderen wurden in das Dialyseprogramm aufgenommen und ein Teil davon später transplantiert. KERR glaubt nun, daß der Anfang der Dialysebehandlung, gemessen an den Kriterien, die z. B. DUTZ angegeben hat, spät erfolgte. Die mittlere Serumkreatininkonzentration bei Beginn der Dialyse war 24,1 mg% und die Kreatininclearance bei jenen Patienten, die noch Harn hatten, 1,7 ml/Min. Die konservative Behandlung wurde also soweit als möglich vorangetrieben. Was aber mit diesem Verfahren erreicht wurde, ist eigentlich nicht viel. 8 Patienten kamen so rasch in die Anurie, daß die konservative Therapie nicht weiter durchführbar war. Bei 26 Patienten dauerte die konservative Therapie nicht länger als 2 Monate. Die meisten dieser Patienten konnten das Spital nicht verlassen, und die das Spital verlassen hatten, konnten nicht nach 3 Monaten zur Arbeit zurückkehren. Mit der strengen konservativen Therapie wurde eigentlich nicht mehr erreicht als eine Fristerstreckung bis zum Beginn der Dialyse von 2 Monaten. Es ist auch noch wichtig zu erwähnen, daß der Blutdruck in den späteren Stadien des Nierenversagens mit der Diät allein nicht zu kontrollieren ist. Es muß außerdem noch erwähnt werden, daß diese sozusagen gewonnene Zeit von Gefahren belastet ist. 5 Patienten, die außerhalb Newcastle lebten, starben, bevor sie eingeliefert werden konnten, und zwar an Pericarditis, cerebralen Störungen oder Blutungen aus dem Magen-Darm-Trakt.

Das Ergebnis aller dieser Überlegungen und Erfahrungen bedeutet für die Beantwortung der gestellten Frage, wie lange man eine strenge konservative Therapie durchführen soll, folgendes: Wird ein Patient bei einer 40 g Eiweißdiät urämisch, kann man durch ein noch wesentlich strengeres Regime 2 Monate gewinnen, bis man dann doch die Dialyse benötigt. Wahrscheinlich ist es eher besser, nicht solange zu warten, sondern bei jenen Patienten, bei denen Urämiesymptome schon bei der 40 g Eiweißdiät auftreten, sofort mit der Dialysebehandlung zu beginnen.

MICHIELSEN nahm zuerst Stellung zu dem Problem der Biopsie. Ist es notwendig, eine Biopsie durchzuführen, bevor man die chronische Dialysebehandlung beginnt? MICHIELSEN ist sehr zurückhaltend bezüglich einer chirurgischen Biopsie bei jenen Patienten, bei denen später eine Transplantation geplant ist. Eine eventuell gesetzte Schädigung könnte die spätere chirurgische Intervention erschweren. Bezüglich der perkutanen Biopsie ist das Risiko bei den terminalen Stadien der Erkrankung groß und deshalb wird davon abgeraten. Das Problem der Patientenauswahl bezeichnet auch MICHIELSEN als sehr schwierig. Auch in Löwen bewährte sich ein Selektionskomitee nicht. Es wurde versucht, alle Patienten in die Dialysebehandlung zu bekommen und dieses Programm wurde ausgerichtet als Vorbereitung zur Transplantation. Die Frage war also von vornherein die, ob der Patient für eine Transplantation geeignet ist oder nicht. Wenn eine medizinische Kontraindikation in Hinsicht Transplantation bestand, wurde der Pat. nicht in das chronische Dialyseprogramm aufgenommen. MICHIELSEN schilderte dann die Schwierigkeiten des Beginns mit einer kleinen Dialyseeinheit und die derzeitige Arbeit mit 6 Betten und einer Behandlung in 2, eventuell sogar 3 Schichten. Wann man mit der Dialysebehandlung beginnen soll, ist sehr schwer zu beantworten. Es hängt wohl auch davon ab, was man sich als Ziel setzt. Glaubt man mit der Dialysebehandlung eine Rehabilitation zu erreichen, besteht gar kein Grund mit der Behandlung zu warten. MICHIELSEN schilderte eine Krankengeschichte von einem Landwirt, der für eine große Familie mit kleinen Kindern verantwortlich war und einen großen Hof zu bestellen hatte. Natürlich wurde dieser Patient sehr früh dialysiert, es wurde keine Eiweißbeschränkung vorgeschrieben und man ließ ihn essen, was er wollte. Der Mann arbeitete 6 Monate während der Dialysetherapie und wurde dann transplantiert. Einige Monate später war er bereits wieder imstande seiner gewohnten Arbeit nachzugehen.

Dann beschäftigte sich MICHIELSEN auch noch mit der Prognose. Man machte sich darüber Gedanken, daß die europäischen Resultate wesentlich schlechter seien als die amerikanischen, man hat ja auch erwähnt, daß dies durch eine unzureichende Ausrüstung bedingt sei. Wenn man allerdings alle Fälle mit einer schweren Hypertonie, alle Patienten über ein gewisses Alter, alle mit Systemerkrankungen wie cardiale Dekompensation ausschließt, wird die Prognose der Behandlung sprunghaft besser werden. Es ist sicherlich eine Frage, die man diskutieren muß und zwar in Hinsicht auf die viel zu geringen Möglichkeiten an Dialyseplätzen. Als Arzt ist man mit dieser Auswahl nicht glücklich. MICHIELSEN empfiehlt doch mit wenigen Ausnahmen jeden Patienten in die Dialysebehandlung aufzunehmen, um ihm eine Chance zu geben.

Die Ausführungen ALWALLS, die nun folgten, spannten einen sehr weiten Bogen. Durch Gesundenuntersuchungen wird versucht, die ersten Zeichen einer Nierenerkrankung zu finden. Es wird erwähnt, daß man bessere Methoden als bisher braucht, um z. B. eine Bakterieurie festzustellen. Auch muß man bezüglich der Pyelonephritis umlernen und darf sich nicht allein darauf beschränken, jahrelang die Infektion zu behandeln. ALWALL erinnert an einen Vortrag von DUTZ, in dem bewiesen wurde, daß die pyelonephritischen Vorgänge auch ohne Infektion weitergehen. Man glaubt nun zu wissen, daß die Infektion sozusagen die Intitialzündung ist und später auch immunologische Prozesse eine Rolle spielen. Wichtig ist auch die frühzeitige urologische Behandlung, es ist besonderer Wert auf die Zusammenarbeit mit den Urologen zu legen, damit rechtzeitig anatomische Veränderungen festgestellt werden. Nebenbei wird auch erwähnt, daß in Schweden Phenacetin nunmehr rezeptpflichtig ist. Alles in allem muß man zugeben, daß diese Bestrebungen ein Anfang sind und erst eine spätere Generation die Früchte ernten wird.

ALWALL sagte wörtlich: „Es gibt Patienten mit Pyelonephritis, die auch Jahrzehnte mit einer R.N.-Steigerung auf 60 bis 70 mg⁰/o leben können, die sich dabei ganz wohl fühlen und die wir mit einer möglichst ausgiebigen Diurese lange Zeit aus der Dekompensation heraushalten.

Bezüglich der Dialysebetten besteht auch in Schweden eine Mangelsituation. Eigentlich sollten also auch wir die Patienten auswählen. Wir tun dies nicht! Wenn ein Patient kommt, wird er behandelt. Es ist zur Genüge bekannt, daß man auch bei schlechter Ausgangssituation gute Resultate bekommen kann (wofür Beispiele angeführt werden). Bezüglich der Hepatitis haben wir bisher Glück gehabt und in 20 Jahren nur zweimal diese Komplikation festgestellt. Die wesentlich schlechtere Situation in Stockholm hängt vielleicht damit zusammen, daß es dort viele Süchtige gibt, die Geld brauchen, daher Blut spenden, sich gegenseitig Spritzen verabreichen und dadurch die Hepatitis übertragen. Wenn wir einmal Geräte haben, die kein Spenderblut brauchen, wird das Risiko der Hepatitis zumindest reduziert.

Zwischen der Behandlung chronischer und akuter Fälle sollte es keinen Wettkampf geben. Dies ist auch eine Frage der Organisation. Ob man öfter oder seltener dialysieren soll, ist auch eine psychologische Frage. Sie hängt damit zusammen, inwieweit die Patienten imstande sind, ein entsprechendes Leben zu führen. Wenn jemand im Verlaufe dieser Diskussion gesagt hat, man solle möglichst eine Rehabilitierung anstreben, muß dies nicht immer richtig sein. Manche Patienten führen auch ohne Rehabilitierung ein glückliches Leben. Es gibt ja auch andere Erkrankungen, die eine Rehabilitierung nicht zulassen und alle Menschen haben ein Recht darauf zu leben.“

HEINZE stellte dann die Frage, ob man Patienten mit zusätzlichen Krankheiten, etwa einem Herzklappenfehler, chronisch dialysieren soll. Dies war der Anlaß, daß KERR nochmals über die Selektion der Kranken sprach. Er sagte: „Ich glaube, wir können der Verantwortung einer Selektion nicht ausweichen. Es gibt nur zwei logische Haltungen: Entweder wir behandeln alle Patienten, dann muß man aber auch Patienten einschließen mit einem Herzleiden, also auch Patienten über 65 Jahre. Oder wir sind nicht in der Lage, alle diese Patienten zu behandeln. In diesem Falle muß man die Verantwortung einer Selektion auf sich nehmen. Vor zwei Jahren wählte ich als Kriterium einer Selektion, welche Patienten die strenge konservative Therapie überlebten. Die Überlebenden wurden dann in das chronische Dialyseprogramm genommen. Ich glaube jetzt, daß das falsch war. Wir hätten den Mut haben sollen, eine Auswahl viel früher zu treffen, und damit einige Wenige besser behandelt als viele und die schlecht. Jetzt werden Patienten, die eine Systemerkrankung haben, herausgenommen“.

ALWALL gibt dazu zu bedenken, daß SCRIBNER mit der Selektion eine ausgezeichnete Leistung vollbracht hat, er zeigte nämlich, daß es möglich ist, Menschen ohne Nieren mehr als 6 Jahre am Leben zu erhalten Mit einer schlechten Selektion hätte er dies nicht demonstrieren können. Man kann nämlich danach trachten, durch entsprechende Selektion möglichst gute Resultate zu erzielen.

In Zukunft wird es aber notwendig sein, die Behörden davon zu überzeugen, daß es nicht unsere Aufgabe ist, eine Selektion zu treffen und damit zu entscheiden, ob der Patient leben darf oder nicht. Es ist ganz einfach nicht erlaubt, daß die derzeitige Situation weiter anhält.

STREICHER warf das Problem der Transfusion bei chronischen Nierenerkrankungen in die Debatte. Wenn man die Patienten während des Krankenhausaufenthaltes mit Transfusionen auf einem Hämoglobingehalt über 10 g% hält, kommen sie zur nächsten Aufnahme ins Krankenhaus wieder mit einem sehr erniedrigten Hämoglobinspiegel von 5,6 oder 7 g%. Man kann die Arbeitsfähigkeit und das Lebensgefühl dieser Kranken durch die Transfusionen wesentlich bessern. Als Konsequenz dieser Beobachtung wurde eine Zusammenarbeit mit der Blutspenderzentrale organisiert; Dort stellen sich diese Kranken regelmäßig alle 2 oder 3 Wochen vor; ist das Hämoglobin unter 10 g%, wird eine Transfusion vorgenommen und gleichzeitig alle übrigen Laborwerte erhoben und damit eine regelmäßige ambulante Kontrolle erreicht. Die präzise Frage lautet: Ist es nach der allgemeinen Meinung notwendig, das Hämoglobin immer über 10 g% zu halten. Nach Ansicht von SIEBERTH erreicht man damit nur einen vorübergehenden Effekt. Man kann die Patienten auch bei einem Hämatokrit über 20 % halten und dem Patienten sowenig wie möglich Fremdblut geben. Die Retikulozytenzahlen sind bei solchen Patienten relativ hoch und die Eisenwerte niedrig. Es wurde erst vor kurzem berichtet, daß man von den vielen Transfusionen abkomme, weil man dadurch die Eigenproduktion hemmt. Läßt man den Patienten bei einem niedrigen Wert, so kommt es nach einer gewissen Zeit, man sagt $1/2$ bis 1 Jahr, zu einer Stimulation der Eigenproduktion. Auch die Frage der Hämosiderose wird dadurch wesentlich günstiger.

Auch ALWALL stellte fest, daß man mit den Transfusionen zu einem höheren Hämoglobinwert kommt, der aber wieder sehr schnell sinkt. ALWALL gibt sowenig Transfusionen als möglich. Die Patienten gewöhnen sich auch an ihre Anämie, so wie die Perniciosa-Patienten. Wenn mehr und effektvoller dialysiert wird, kann man ohne Zweifel den Bedarf an Transfusionen reduzieren.

Zur Frage der Zweiterkrankung referiert SIEBERTH das Beispiel einer Patientin, die jetzt $1^1/_2$ Jahre dialysiert wird und bei der schon Jahre vor Beginn der Dialyse ein Linksschenkelblock bekannt war. Die Patientin ist jetzt in einem guten Allgemeinzustand und berufstätig.

WATSCHINGER erklärte zur Frage der Selektion, daß eine Systemerkrankung oder eine Zweiterkrankung kein absoluter Ausschließungsgrund für die Durchführung einer chronischen Dialyse sein darf, wir müßten zumindest später einmal die Möglichkeit bekommen, auch diese Patienten zu behandeln.

Zu den Begleiterkrankungen erwähnt ZEKERT, daß bei Besserung der Grundkrankheit, also der Urämie, manche Begleiterkrankung ebenfalls gebessert wird. Dazu gehören Herzaffektionen und auch der Diabetes. Diabetes wird im urämischen Stadium wesentlich schlechter. Kann man die Grundkrankheit behandeln, kann der Diabetes sozusagen in ein viel gutartigeres Stadium kommen. WEISSEL präzisierte die Frage dahin, ob jemand versucht hat, eine Glomerulosklerose KIMMELSTIEL-WILSON im Endstadium zu behandeln. Hier treffen sich Grundkrankheit und tödliches Spätsyndrom.

ALWALL glaubt, daß dies bisher abgelehnt wurde. Man muß aber sehr vorsichtig sein. Es liegen noch wenig Erfahrungen über diese und andere Zweiterkrankungen, Systemerkrankungen oder Begleiterkrankungen vor. Man muß sich nur vergegenwärtigen, daß es erst 10 Jahre her ist, daß man erklärt hat, es lohne sich nicht, eine akute Glomerulonephritis mit Anurie zu behandeln.

3.

Aus der II. Medizinischen Klinik (Charité) der Humboldt-Universität Berlin

Hämodialyse bei chronischer Niereninsuffizienz

Von K. Precht, J. Hagemann, K. Buchali, R. Natusch, R. Schröter,
D. Strangfeld und H. Dutz

Mit 1 Abbildung und 5 Tabellen

Die Therapie der chronischen Niereninsuffizienz ist trotz Einführung moderner Behandlungsmethoden, wie z. B. der extracorporalen Hämodialyse, z. Zt. immer noch in vieler Hinsicht ein ungelöstes Problem. Ein großer Teil der Patienten, die uns mit einer schweren Azotämie über 100 mg%/o Rest-N oder mit einer manifesten Urämie eingewiesen wurden, konnte mit einer gezielten Flüssigkeits- und Elektrolyttherapie bei strenger Bilanzkontrolle entweder mit völlig normalen Serumwerten oder im Stadium der kompensierten Retention in ambulante Kontrolle entlassen werden. Ein wesentlich kleinerer Anteil der Patienten mußte, da es mit konservativen Maßnahmen nicht mehr gelang, die Urämie zu beeinflussen, einer Hämo- bzw. Peritonealdialysebehandlung unterzogen werden. Jedoch sind bisher der Dialysebehandlung in allen Ländern gewisse Grenzen gesetzt, die von den technischen, personellen und dadurch also von den finanziellen Voraussetzungen abhängig sind.

Der Anteil der Patienten mit chronischer Niereninsuffizienz am Gesamtkrankengut der Dialysezentren ist sehr unterschiedlich. Während die Dialysebehandlung ursprünglich nur der akuten Niereninsuffizienz vorbehalten blieb, konnte nach weiterer Verbesserung der technischen Voraussetzungen, insbesondere durch den 1960 in die Therapie eingeführten arterio-venösen Bypass nach Scribner, in zunehmendem Maße der Versuch unternommen werden, auch Patienten mit chronischem Nierenversagen der Dialyse zuzuführen.

Im folgenden sollen unsere Erfahrungen und Ergebnisse, die wir seit 1962 an über 1000 Hämodialysen bei chronischer Niereninsuffizienz gesammelt haben, dargelegt werden. In der überwiegenden Mehrzahl wurde der Dialysator nach C. Moeller verwendet.

Ergebnisse

Die Gesamtzahl der dialysierten Patienten an der Charité Berlin von 1962 bis August 1966 beträgt 253, die Gesamtzahl der Dialysen 1385. Der Anteil der akuten Dialysen war 294, der der chronischen 1091. Das Verhältnis beider zueinander verhielt sich wie 1 : 4. In Abb. 1 wird der Anstieg der Dialysefrequenz in Abhängigkeit von der Zahl der behandelten Patienten dargestellt. In den ersten beiden Jahren war die Dialysefrequenz im Verhältnis zur Anzahl der Patienten 2 : 1 sowohl bei den akuten als auch bei den chronischen Fällen. In den folgenden Jahren nahm die Zahl der Dialysen wesentlich stärker zu als die Zahl der Patienten, so daß das Verhältnis auf 10 : 1 anstieg. Diese Verschiebung des Verhältnisses kam dadurch zustande, daß in den ersten Jahren

a) die Indikationsstellung zur Dialyse bei chronischer Niereninsuffizienz nicht streng genug umrissen war,

b) möglichst alle Patienten mit Urämie einer Dialysebehandlung unterzogen wurden und dadurch der einzelne nicht konsequent behandelt wurde.

c) nur eine Dialyseapparatur zur Verfügung stand.

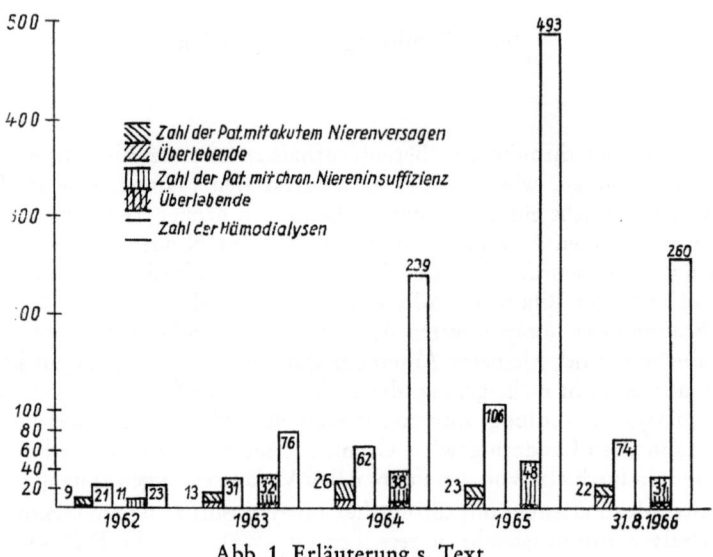

Abb. 1. Erläuterung s. Text

Unsere Dialysekapazität wird durch die personelle Besetzung begrenzt. Wir versuchen daher, die wenigen ausgewählten Patienten regelmäßig und konsequent zu behandeln, um den Stoffwechsel konstant und den Rest-N unter 100 mg% zu halten. Da mit 600 Dialysen jährlich unter den derzeitigen Voraussetzungen unsere Kapazität vollkommen ausgefüllt ist, wird eine Verlängerung der Überlebenszeit bei besserer Führung der Patienten zwangsläufig bedingen, daß eine weitere Aufnahme von Patienten in ein chronisches Dialyseprogramm nicht mehr erfolgen kann.

Die 1091 Hämodialysen bei chronischer Niereninsuffizienz wurden an insgesamt 160 Patienten vorgenommen. Das Gesamtkrankengut der chronischen Fälle wurde in folgender Weise nach Diagnosen unterteilt:

52 Patienten mit chronischer Glomerulonephritis, 49 Patienten mit chronischer Pyelonephritis, 7 Patienten mit subakuter Glomerulonephritis sowie 52 Patienten mit unterschiedlichen Diagnosen (postrenales Nierenversagen, Mißbildungen, Amyloidose, Kollagenosen und andere Erkrankungen).

Die altersmäßige Aufteilung ergibt, daß es sich in den ersten 3 Gruppen um Patienten unter 50 Jahre handelt (Tab. 1). Die jüngste Gruppe mit einer Letalität von 100 % stellen die Patienten mit subakuter Glomerulonephritis dar. Die Mehrzahl der Patienten ist unter 30 Jahre alt.

Tab. 1

Verteilung, Durchschnittsalter und Ergebnisse von 1091 Hämodialysen
von 1962—31. 8. 1966

	Anzahl der Patienten	Durch- schnitts- alter	Anzahl der Dialysen	Überlebenszeit nach 1. Dialyse bis 1 Tag	bis 3 Mon.	über 3 Mon.	Überlebende ( )
Chron. GN	52	41,9	391	4	37	13	(5)
Chron. PN	49	46,8	394	7	27	14	(6)
Subakute GN	7	32,7	50	2	4	1	(—)
Sonstige (sek. PN, Miß- bildungen, Amyloidose u. a.)	52	52,3	256	4	36	11	(5)
Gesamt	160		1091	17	104	39	(16)

Die Geschlechtsdifferenzen entsprechen lediglich bezüglich der chronischen Pyelonephritis den bekannten Morbiditätsverhältnissen, während sie bei der chronischen
Glomerulonephritis durch die Selektion des Krankengutes bedingt sind. Hinsichtlich der Überlebenszeit ergeben sich innerhalb der einzelnen Gruppen keine wesentlichen Differenzen mit Ausnahme der Patienten mit subakuter Glomerulonephritis,
von denen keiner länger als 3 Monate lebte. Der größte Teil der chronisch nierenkranken Patienten ist trotz Dialysebehandlung innerhalb von 3 Monaten verstorben. Von den länger Überlebenden verstarb eine Patientin nach 15 Monaten an
Herzinfarkt nach 37 Hämodialysen, ein weiterer Patient mit jetzt über 80 Dialysen wird ebenfalls bisher 15 Monate behandelt und ist dabei arbeitsfähig. Die in
Tab. 1 in Klammern angeführten Patienten überleben noch, wobei die seit 1963/64
lebenden Patienten zu den mit akuter Exacerbation bei chronischer Insuffizienz zu
zählen sind (vergl. auch Abb. 1).
    Die Indikation zur Dialysebehandlung war bei allen zur Behandlung gekomme-
nen Patienten durch den progredienten Rest-N-Anstieg gegeben. Darüber hinaus
bestand außerdem bei einem Teil der Patienten eine Hyperkaliämie (6,5 mval/l)
bzw. eine Überwässerung (Hirn-, Lungenödem oder Flüssigkeitslunge). Primär
wurde die Indikation zur Dialyse in 70—80 % durch die Urämie allein bestimmt,
eine Ausnahme macht die subakute Glomerulonephritis (50 %), (Tab. 2). Die
Hyperkaliämie kam in letzterer Gruppe dagegen häufiger vor (32 %) als in den
übrigen (15—20 %). Weitaus häufiger fanden sich die Zustände mit Überwässerung
bei Patienten mit chronischer bzw. subakuter Glomerulonephritis (18 %) als bei
chronischer Pyelonephritis, postrenalem Nierenversagen, Mißbildungen etc.
(2—6 %).
    Es muß in diesem Zusammenhang betont werden, daß in den Jahren 1962 bis
1964 keine strenge Auswahl zur Dialyse bei chronischer Niereninsuffizienz getrof-
fen wurde, wie sie jetzt zwangsläufig aus Kapazitätsgründen und im Hinblick auf
eine anzustrebende Nierentransplantation erforderlich wurde. Es wurde in einem
Teil der Fälle versucht, sogenannte probatorische Dialysen durchzuführen, um möglichst schnell eine Rekompensation des Stoffwechsels zu erreichen, die dann günstigere Voraussetzungen für eine weitere konservative Behandlung erbringen sollte.

Tab. 2

Primäre Indikationen zur Hämodialyse bei chron. Niereninsuffizienz

	Rest N bzw. Urämie	Hyperkaliämie Urämie	Überwässerung (Hirn-Lungenödem) Urämie	Gesamt
Chron. GN	266 (68,0 %)	58 (15,1 %)	67 (17,4 %)	391
Chron. PN	291 (73,8 %)	78 (19,7 %)	25 (6,3 %)	394
Subakute GN	25 (50 %)	16 (32 %)	9 (18 %)	50
Sonstige (sek. PN, Mißbildungen, Amytoidose, u. a.)	206 (80,4 %)	44 (17,2 %)	6 (2,4 %)	256
Gesamt	788	196	107	1091

Wir berichteten hierüber bereits an anderer Stelle. Dagegen wurde in den folgenden Jahren eine strengere Indikationsstellung eingehalten, so daß die Dialysehäufigkeit pro Patient erheblich zunahm (Abb. 1) und von einer echten Dauerdialysebehandlung bei terminaler Niereninsuffizienz gesprochen werden kann. Der Anschluß sowohl der akuten als auch der chronischen Dialysebehandlung erfolgte bis 1965 fast ausnahmslos mittels der Punktionstechnik nach Seldinger. Von 1091 Dialysen erfolgte der Gefäßanschluß an die künstliche Niere 967 mal mittels SELDINGER-Punktion der Femoralgefäße, wobei die doppelte Katheterung der Vena femoralis (898 Punktionen), also die venöse Dialyse bevorzugt wurde. Vgl. Tab. 3. Die Präparation der Gefäße, meist der Art. radialis, brauchte nur in 9 Fällen durchgeführt zu werden, wo aus technischen Gründen eine Punktion primär nicht erfolgen konnte. So wurde allein mit der Punktionstechnik ein Patient mit 66 Hämodialysen über 11 Monate am Leben erhalten.

Tab. 3

Technik des Gefäßanschlusses bei 1091 Hämodialysen (1962—31. 8. 1966)

Anzahl der Patienten	Anzahl der Dialysen	Gefäßpunktionen veno-venös	arterio-venös	Gefäß- präparationen	Shunt
160	1091	898	69	9	115*)

*) Der SCRIBNER-Shunt steht uns erst seit Januar 1966 zur Verfügung

Seit 1966 steht uns für die chronisch intermittierende Dialysebehandlung der SCRIBNER-Shunt zur Verfügung, der für eine geregelte kontinuierliche Behandlung sowie für die angestrebte Nierentransplantation Voraussetzung ist.

Tab. 4

Technische Störungen mit Ausnahme der Shuntkomplikationen
während der Hämodialyse bei Patienten mit chron. Niereninsuffizienz

Gesamtzahl der Hämodialysen	Membran- schäden	Katheterdurch- flußstörungen	Hämatome durch Punktion	Gesamt
1091	43 (3,9 %)	17 (1,6 %)	31 (2,8 %)	91 (8,3 %)

In Tabelle 4 sind die häufigsten technischen Störungen bei der Hämodialyse, mit Ausnahme der Shuntkomplikationen, die wir bei 1091 Behandlungen beobachteten, zusammengestellt. Schäden an der Dialysemembran, die zur Unterbrechung der Behandlung führten, traten etwa in 4 % auf. Störungen des Durchflusses am eingeführten OEDMAN-LEDIN-Katheter (gelb) wurden in 1,7 % beobachtet. Eine wiederholte Einführung eines Katheters war notwendig. Durch die Punktion verursachte Hämatome fanden sich in 3,2 % der Dialysen. Diese traten insbesondere dann auf, wenn ein Gefäß frustran anpunktiert wurde. In einem Falle entstand ein retroperitoneales Hämatom. Insgesamt wurden diese als technische Störungen bezeichneten Komplikationen bei 91 Dialysen (8,3 %) beobachtet.

Die häufigsten unmittelbaren Todesursachen von 127 verstorbenen Patienten mit chronischer Niereninsuffizienz, unterteilt nach Diagnosen, sind in Tabelle 5 zusammengestellt. An erster Stelle stehen in allen Gruppen diejenigen Fälle, bei denen sowohl klinisch als auch pathologisch-anatomisch außer dem renalen Grundleiden keine weitere Todesursache gefunden wurde. Häufiger als in den übrigen Gruppen fand sich ein Hirn- und/oder Lungenödem als Ausdruck einer Überwässerung bei chronischer und subakuter Glomerulonephritis. Entsprechend häufiger wurde auch die Hyperkaliämie in diesen Gruppen beobachtet.

Tab. 5

Häufigste unmittelbare Todesursache von 127 Dialysepatienten
mit chronischer Niereninsuffizienz

	Chron. GN (46†)	Chron. PN (43†)	Subakute GN (6†)	Sonstige (46†) (sek. PN, Mißb., Amyloid, u. a.)	Insgesamt
Urämie u. Kreislaufversagen	14 (30,4 %)	19 (44,1 %)	1 (16,6 %)	25 (54,3 %)	59
Hirn- u. Lungenödem	12 (26,1 %)	4 (9,3 %)	2 (33,3 %)	2 (4,3 %)	20
Sepsis	2 (4,3 %)	3 (6,9 %)	—	9 (13,0 %)	14
Hyperkaliämie Herzstillstand	5 (10,8 %)	2 (4,6 %)	1 (16,6 %)	2 (4,3 %)	11
Pericarditis	1 (2,2 %)	4 (9,3 %)	2 (33,3 %)	1 (2,2 %)	7
Herzinfarkt	1 (2,2 %)	4 (9,3 %)	—	—	5
Pneumonie	2 (4,3 %)	1 (2,3 %)	—	1 (2,2 %)	4
Hirnblutung	1 (2,2 %)	2 (4,6 %)	—	1 (2,2 %)	4
andere Blutungen	2 (4,3 %)	—	—	1 (2,2 %)	3
					127

Septische Komplikationen traten in 10 % der Fälle als Todesursache auf. Bei den Patienten mit postrenalem Nierenversagen und Urosepsis war diese in allen Fällen auch unmittelbare Todesursache. Die in 5 Fällen aufgetretenen Abszesse an der Punktionsstelle in der Inguinalregion führten 4mal zur Pyämie mit Todesfolge, ebenso 2 Spritzenabszesse am Oberschenkel bzw. in der Glutealregion. Als Erreger fanden sich bei den letzten beiden Gruppen resistente Staphylokokken. Bei den sehr abwehrgeschwächten Urämikern nahm die Sepsis einen sehr foudroyanten Verlauf, so daß trotz intensiver antibiotischer Behandlung der Krankheitsverlauf nicht beeinflußt werden konnte. Als weitere häufigere Todesursachen traten auf: Perikarditis, Herzinfarkt, Pneumonie, Hirn- und andere Blutungen. Weitere allerdings sehr seltene Todesursachen waren: Lungenembolie, Pankreasapoplexie, Enzephalomalazie und perforiertes Ulcus duodeni.

Die angegebenen Todesursachen wurden größtenteils autoptisch verifiziert. 9 Patienten verstarben auswärts, sie sind in der Tabelle nicht erfaßt.

Diskussion

Die Hämodialyse stellt zweifellos für die Behandlung der chronisch terminalen Niereninsuffizienz einen wesentlichen Fortschritt dar. Bei einem heute noch sehr geringen Teil der Patienten ist mit dieser Methode eine Lebensverlängerung über Monate und seltener über Jahre unter erträglichen Bedingungen möglich. Das Ziel ist, eine so weitgehende Rehabilitation zu erreichen, daß die Patienten wieder arbeitsfähig werden. Dieses Ziel konnte von uns nur in Einzelfällen erreicht werden. Dabei ist die Hämodialyse ein Verfahren, das auch in der Hand des Geübten in einem gewissen Prozentsatz mit Komplikationen behaftet ist. Auf Grund der noch unzureichenden Kapazität kann bislang nur ein geringer Prozentsatz der Patienten mit terminaler Niereninsuffizienz einer Dauerbehandlung mit der künstlichen Niere zugeführt werden. Ein Ausweg wird darin gesucht, daß in zunehmendem Maße auch die Peritonealdialyse zur Behandlung dieser Kranken herangezogen wird. Ein weiterer Ausweg wird fernerhin in der Nierentransplantation gesehen. Diese setzt zunächst jedoch ein fest umrissenes chronisches Dialyseprogramm zur Vor- und Nachbehandlung voraus.

Zusammenfassung

Es wird über die an der Charité Berlin in den Jahren 1962-1966 gesammelten Erfahrungen an 1385 Hämodialysen an 253 Patienten berichtet. Insbesondere werden die Ergebnisse von 1091 Dialysen an 160 Patienten mit chronischer Niereninsuffizienz analysiert, die fast ausschließlich mit dem Hämodialysator nach C. Moeller mit Hilfe der Punktionstechnik nach Seldinger behandelt wurden. Die Behandlungsergebnisse an 4 Patientengruppen werden verglichen:

1. Patienten mit chronischer Glomerulonephritis
2. Chronischer Pyelonephritis
3. Subakuter Glomerulonephritis

In der 4. Gruppe wurden die übrigen Patienten mit Mißbildungen, sekundärer Pyelonephritis, Amyloidose usw. zusammengefaßt.

Anschrift der Verfasser:
DDR-104 Berlin, Schumannstraße 21

4.

Aus der Medizinischen Universitäts-Poliklinik Rostock

Auswertung eines Patientengutes von über 1000 Dialysen unter besonderer Berücksichtigung der chronischen Niereninsuffizienz

Von F. SCHWARZ

Im Anschluß an PRECHT werden die Erfahrungen aus der Universitätspoliklinik in Rostock mitgeteilt. Wir haben bei unserer Analyse nur jene Patienten berücksichtigt, die dialysiert wurden, haben aber auch die Patienten mit akuten Nierenversagen oder Intoxikationen mithineingenommen. Insgesamt haben wir 377 Patienten bis zum 1. 8. 1966 dialysiert. Davon hatten 222 eine akute Niereninsuffizienz oder eine schwere Intoxikation und 155 eine chronische Niereninsuffizienz. Fast 600 von den 1033 Dialysen wurden bei diesen Patienten mit einer chronischen Niereninsuffizienz durchgeführt. Zur Technik ist zu erwähnen, daß wir bis zum vorigen Jahr die MOELLER-Niere benutzten, seit einem Jahr wird bei uns auch das Gerät von KAADEN und RICHTER verwendet, das im wesentlichen nach dem gleichen Prinzip arbeitet, jedoch durch ein geringeres Blutauffüllungsvolumen gekennzeichnet ist. Bis 1963 haben wir meist die Art. radialis und eine Cubitalvene präpariert, seitdem machen wir die Punktion der V. femoralis nach Seldinger. Wir erstreben eine Doppelpunktion einer Femoralvene und nur in seltenen Fällen wurde arteriovenös dialysiert. Shuntdialysen haben wir 103 mal vorgenommen, unsere bisherigen Erfahrungen sind aber für eine Auswertung der Methode zu gering. Aus der Gruppe der Patienten mit chronischer Niereninsuffizienz sind nur noch 13 Kranke am Leben. Das ist eine sehr unbefriedigende Zahl. In der Gruppe des akuten Nierenversagens beträgt die Mortalität ungefähr 50 %. Die Aufgliederung dieser Patienten mit akutem Nierenversagen und schweren Intoxikationen ergibt folgende Zahlen: Bis 1963 hatten wir eine Mortalität von über 50 %, in den letzten Jahren konnten wir diesen Prozentsatz senken. Wir glauben, daß die frühere Einweisung der Patienten zur Dialyse und damit ein optimaler Dialysebeginn für diese positive Entwicklung verantwortlich gemacht werden kann. Bei den Patienten mit einer chronischen Niereninsuffizienz ist im Gegensatz zu dem Berliner Material auffallend, daß wir einen größeren Anteil von Patienten haben, die an einer chronischen Glomerulonephritis litten. Die relativ geringe Zahl der chronischen Pyelonephritispatienten ist allerdings auch einteilungsmäßig bedingt, denn wir haben alle Patienten mit einer postrenal bedingten Pyelonephritis in einer Sondergruppe zusammengefaßt (Steinkrankheit, Prostatahypertrophie, u. ä.). Selbst wenn man auf diese Einteilung verzichtet, bleibt das Überwiegen der chronischen Glomerulonephritis gegenüber dem Berliner Material signifikant. Bemerkenswert ist, daß bei klinischer Diagnose einer chronischen Pyelonephritis der Pathologe bei der Sektion diese Diagnose in chronische Glomerulonephritis änderte. Das Durchschnittsalter der Patienten mit chronischer Pyelonephritis lag etwas höher als in der Gruppe der chronischen Glomerulonephritis, und erwartungsgemäß niedrig war das Durchschnittsalter in der Gruppe der subakuten Glomerulonephritis. Bezüglich der Überlebenszeit ist zu bemerken, daß 13 unserer Patienten bereits am 1. Tag oder während der Dialyse starben, über 100 von den 155 Patienten blieben bis zu 3 Monaten am Leben und nur 36 Patienten länger als 3 Monate. Mißbildungen wurden in unserem Material bei 21 Patienten gefunden. Davon hatten 11 Zystennieren, eine chronische Pyelonephritis bei der Steinkrankheit wurde 8mal beobachtet, bei Prostatahypertrophie 7mal, Amyloidschrumpfnieren 6mal, und einige Male lautete die Diagnose maligne Nephrosklerose, KIMMELSTIL-WILSON-Syndrom und postrenales Nierenversagen beim Carcinom. In der Gruppe der chronischen Glomerulonephritis lag der Gipfel der Altersgruppen zwischen 30 und 40 Jahren. Ein einziger Patient mit einer subakuten Nephritis war älter als 40. Insgesamt können wir sagen, daß unser Patientenmaterial einen hohen Anteil an sehr jungen Patienten aufweist. Im Hinblick auf die hohe Mortalität und dieses Lebensalter soll der kurze Überblick einmal mehr beweisen, wie wichtig es ist, daß die Dialysezentren optimal für eine chronische Dialysebehandlung ausgenützt werden.

Literatur beim Verfasser

Anschrift des Verfassers:

Dr. *F. Schwarz*, DDR-25 Rostock 1, Rembrandtstraße 18

Diskussion zu den Vorträgen 3 und 4

Über die Frage der Diagnose, der Einreihung der Ergebnisse je nach der Grundkrankheit und zur Frage der Diagnosestellung mittels Biopsie entwickelte sich eine lebhafte Diskussion. Besonders DUTZ betont die große Schwierigkeit der Diagnosestellung bei symptomarmen Nierenerkrankungen, es gibt ja solche auch schwerer Nierenaffektionen, bei denen der Harnbefund, der Sedimentbefund und der bakteriologische Befund völlig negativ sind. Die nach der Anamnese ausgerichtete Diagnose bleibt dann immer eine Vermutung oder ein Verdacht. Die Aufforderung von DUTZ, daß es die Arbeit der nächsten Jahre sein wird, an Hand des immer größer werdenden Materials, vor allem auch der mikroskopischen Diagnosen zu anderen Vorstellungen zu kommen, ist sehr beachtenswert. Die Diskussion mit nephrologisch interessierten Pathologen wird besonders wichtig sein.

PECHERSTORFER brachte dann die Frage der Arbeitsfähigkeit der im chronischen Dialyseprogramm stehenden Patienten zur Diskussion. Die Antworten waren sehr verschieden und es zeigte sich, daß der Begriff der Rehabilitation je nach Auffassung des Arztes und den Gepflogenheiten des betreffenden Landes recht unterschiedlich sind. KLINKMANN brachte ein Beispiel davon, wie ein Shunt unbrauchbar werden kann, wenn man versäumte, den Patienten entsprechend zu informieren. Körperliche Arbeit ist nach SIEBERTH vereinbar mit der chronischen Dialyse, die meisten Patienten können ihrem alten Beruf wieder nachgehen. ALWALL schilderte im einzelnen die Schwierigkeiten der Rehabilitation, wenn die Patienten sehr lange im Krankenhaus waren und sich dann schwer im Leben außerhalb zurechtfinden. Es gibt aber auch junge im Dialyseprogramm stehende Patienten, die daraus eine Art Geschäft machen und jedenfalls sehr zufrieden sind über das Interesse, das man ihnen entgegenbringt. Hausfrauen, die imstande sind ihre Arbeit zu leisten und daneben auch Kinder zu versorgen, sind wohl allen bekannt.

ÜBELHÖR empfahl die Rehabilitation nicht zu sehr in den Vordergrund zu stellen. Wenn wir Ärzte auch nach Möglichkeit den Rat geben, in die gewohnte Arbeit zurückzukehren, erleben wir es immer wieder, daß die Patienten, kaum zu Hause, zumindest zeitlich berentet werden. KOPP machte dazu eine recht interessante Bemerkung, daß die 5-Tage-Woche, die sowohl das Krankenhaus als auch den Arbeitsplatz betrifft, ein großes Hindernis im Hinsicht auf die Wiedereingliederung der Patienten in den Arbeitsprozeß bedeutet. Man kann sie ganz einfach nicht in die Arbeit schicken, weil die Dialyse zweimal in der Woche und regelmäßig durchgeführt werden muß. Wenn es sich also nicht um Hausfrauen, Studenten oder freie Berufe handelt, müssen wir einen Rentenantrag stellen. BRAUN berichtet dann noch über schwere Zwischenfälle, die dadurch entstanden, daß sich Patienten nachts den Shunt aufgeschnitten haben. Auch KLÜTSCH hatte eine derartige Erfahrung gemacht, es handelt sich wohl darum, daß die Patienten mit ihrer Erkrankung nicht fertiggeworden sind und auf die genannte Weise Suizid begingen.

5.

Aus der Medizinischen Universitäts-Poliklinik Rostock

Standarddiäten bei Nierenerkrankungen

Von H. KLINKMANN

Mit 4 Tabellen

Das Ziel einer dem jeweiligen Stadium akuter und chronischer Nephropathien angepaßten Diät ist eine kalorisch ausreichende Ernährung des Patienten, der Ausgleich von Störungen im Elektrolyt- und Säure-Basen-Haushalt und eine mengenmäßige Herabsetzung harnpflichtiger Substanzen zur Schonung der Ausscheidungskapazität der Nieren. Wegen ihrer Bedeutung sind die Aufnahme des Eiweißes und der Elektrolyte und unter diesen das Natrium und Kalium vorrangig zu beachten. Selbstverständlich ist dabei eine genaue Flüssigkeitsbilanz von größter praktischer Bedeutung. Es ist besonders das Verdienst von GIOVANETTI, daß im Stadium der akuten und chronischen Niereninsuffizienz mit Urämie der diätetischen Behandlung einheitliche Prinzipien zugrunde liegen, die die Zusammenstellung einer Standardkostform ermöglichen. In der Medizinischen Universitäts-Poliklinik Rostock wurden 4 Urämiekostformen geschaffen, denen der Sonderverpflegungssatz von 4,– MDN zugrunde liegt. Diese Standardkostformen sind nicht nur küchentechnisch von Vorteil, sie sollen auch dem weniger in die diätetischen Belange eingeweihten Arzt die richtige Kostwahl ermöglichen, dem Patienten eine zumutbare Kost garantieren, eine ausreichende Ernährung des Kranken sichern und willkürliche Koständerungen durch Stations- und Küchenpersonal vermeiden. Zugleich soll der Patient einen Überblick über die ihm erlaubten Speisen gewinnen. In Zusammenarbeit mit unserer Diätassistentin haben wir insgesamt 40 einzelne Kostformen aufgestellt, labormäßig aufgeschlüsselt und getrocknet, um den Wassergehalt der Nahrungsmittel exakt zu bestimmen. Die einzelnen Tagespläne sind vorläufig in einem Heft zusammengefaßt und werden bei Bedarf dem Patienten ausgehändigt, der durch die Vielzahl der dort angebotenen Kostpläne immer die Möglichkeit hat, eine seinem Geschmack entsprechende Ernährung herauszufinden und uns damit die Gewähr bietet, daß die verordnete Kost auch wirklich gegessen wird.

Ich möchte Ihnen in Tab. 1 kurz einige Beispiele demonstrieren:

Es werden in dieser Tab. der Kostplan eines Tages der obengenannten Urämiekost I und die mittlere tägliche Kalorien- und Elektrolytzufuhr gezeigt.

Diese Kost ist streng eiweißarm, natrium- und kaliumarm gehalten und damit für die akute Niereninsuffizienz geeignet. Die durchschnittliche Eiweißmenge von

Tab. 1

Uraemiekost I

	Eiweiß	Fett	KH	K/mg	Na/mg
I. *Aprikosensuppe*					
100 g Aprikosen, Wasser	0,9		10,5	390,—	9,—
5 g Maizena			4,3	0,7	0,2
15 g Zucker			15,—		
II. *Apfelsago*					
100 g Apfelmost	0,4		13,—	120,—	3,8
15 g Zucker			15,—		
5 g Sago	0,1		4,—	0,7	0,5
10 g Zitrone				15,—	0,3
III. *Obstsalat mit 10 g Sahne*					
50 g Äpfel	0,2		6,6	60,—	1,9
50 g Apfelsine	0,4		6,3	85,—	2,5
15 g Zucker			15,—		
10 g Zitrone				15,—	0,3
10 g Sahne (30 %)	0,2	3,—	0,3	6,—	4,—
IV. *Heidelbeerkompott*					
100 g Heidelbeeren, Wasser	0,8		12,1	65,—	0,5
15 g Zucker			15,—		
V. *Zitronensuppe*					
50 g Zitrone, Wasser				75,—	1,5
15 g Zucker			15,—		
5 g Grieß	0,5		3,8	4,1	1,1
VI. *50 g geschlagene Sahne*		15,—			
50 g Sahne (30 %)	1,1		1,5	28,—	20,—
10 g Zucker			10,—		
	4,6	18,—	147,4	864,5	45,6

790,60 Kalorien

4,3 g entstammt der in der Kost enthaltenen Sahne. Das für einen Patienten im akuten Nierenversagen auch von anderen Autoren geforderte Minimum von 800 Kalorien ist gewährleistet. Diese Kost setzt sich vorwiegend aus Obst, Zucker, Sahne und Maizena in 6 über den Tag verteilten Portionen zusammen. Stehen in diesem Stadium des akuten Nierenversagens der peroralen Nahrungsaufnahme Erbrechen und Verdauungsstörungen im Wege, ist eine ausreichende Ernährung auch mit hochprozentigen intravenösen Glukoselösungen mit Vitaminzusätzen und Fettemulsionen zu erreichen. Eine tägliche Zufuhr von 500 ml einer 10- oder 20 %oigen Fettemulsion (500 ml = 1000 Kalorien) über einen Zeitraum von 20 Tagen ist dem Patienten im akuten Nierenversagen zumutbar. Die Vorteile dieser Fettemulsionen liegen in ihrem hohen Kaloriengehalt, ihrem eiweißsparenden, den endogenen Eiweißabbau hemmenden Effekt und in der Wirkungssteigerung intravenös verordneter Aminosäurenhydrolysate. Zu berücksichtigen ist jedoch, daß Fettemulsionen spätestens 12 Stunden vor einer Dialyse gegeben werden sollen, da sie sonst durch den sich an der Membran bildenden Fettfilm die Dialyseeffektivität herabsetzen. Es wird verständlich, daß eine streng eiweißarme Kost nur über einen Zeitraum von 5 bis 10 Tagen verordnet werden kann. Zur Vermeidung eines erhöhten endogenen Eiweißabbaues und bei untergewichtigen Patienten kann die Urämiekost I durch Zusatz von Fett, Kohlenhydraten und 10 g Eiweiß variiert und die Gesamtkalorienzahl auf 1300 erhöht werden (Urämiekost II, Tab. 2).

Tab. 2

Uraemiekost II

	Eiweiß	Fett	KH	K/mg	Na/mg
I. *Wassergrieß mit*					
Pfirsichkompott					
Wasser, Zitronenschale					
20 g Grieß	1,8		15,2	16,6	4,4
15 g Zucker			15,—		
30 g Butter, ungesalzen	0,2	24,7	0,1	7,—	1,—
100 g Pfirsich, Wasser	0,8		14,2	166,—	9,5
15 g Zucker			15,—		
II. *Aprikosensuppe*					
100 g Aprikosen, Wasser	0,9		10,5	390,—	9,—
5 g Maizena			4,3	0,7	0,2
15 g Zucker			15,—		
III. *Möhren in Butter gedünstet*					
150 g Möhren (gekocht)	1,6	0,3	11,5		75,—
40 g Butter, ungesalzen	0,2	32,9	0,2	9,—	2,—
IV. *Himbeergelee mit Sahne*					
100 g Himbeeren, Wasser	1,4		6,8	184,—	4,3
15 g Zucker, Gelatine			15,—		
10 g Sahne (30 %)	0,2	3,—	0,3	6,—	4,—
V. *Stachelbeergrütze*					
100 g Stachelbeeren, Wasser	0,7		8,6	142,—	1,8
15 g Zucker			15,—		
10 g Grieß	0,9		7,6	8,3	2,2
VI. *50 g geschlagene Sahne*					
50 g Sahne (30 %)	1,1	15,—	1,5	28,—	20,—
10 g Zucker			10,—		
	9,8	75,9	165,8	1107,6	133,4

1426 Kalorien

Die Anwendung dieser Kostform (Urämiekost II) – praktisch eine GIOVANETTI-Diät – ist auf Grund ihrer relativen Natrium- und Kaliumarmut bei Eiweißzusatz zur Fortsetzung der diätetischen Behandlung nach einer 5- bis 10tägigen streng eiweißarmen Ernährung angezeigt. Sie sollte ebenfalls bei akuter Exacerbation einer chronischen Urämie gegeben werden. Die durchschnittliche Kalorienzufuhr von 1.936, die sich auch bei dieser Diät durch intravenöse Glukoselösungen und Fettemulsionen erhöhen läßt, dürfte bei einer täglichen Eiweißzufuhr von 17,5 g einem erhöhten endogenen Eiweißabbau vorübergehend ausreichend entgegenwirken. In der Rekonvaleszenz ist dem erhöhten Bedarf an hochwertigem tierischem Eiweiß für anabole Stoffwechselvorgänge Rechnung zu tragen. Während der polyurischen Phase sind Mineralienverluste zu ersetzen. Diese Form der Diät sollte nicht zu lange festgesetzt werden, die Disziplin der Patienten ist nicht gewährleistet, der Allgemeinzustand unter dieser Diät wird auf die Dauer unbefriedigend.

Tab. 3
Uraemiekost III

	Eiweiß	Fett	KH	K/mg	Na/mg
I. 45 g Weißbrot	3,6	0,5	21,6	63,—	48,—
20 g Butter	0,1	16,4	0,1	4,6	1,—
25 g Honig	0,1		18,—	2,5	1,3
II. *Fruchtgelee mit Sahne garniert*					
100 g Ananas, Wasser	0,5		13,9	190,—	0,6
20 g Zucker, Gelatine			20,—		
20 g Sahne (30 %)	0,4	6,—	0,6	12,—	8,—
III. *Kohlrouladen mit Reis gefüllt*					
100 g gekochter Weißkohl	1,5	0,2	4,8		11,—
25 g Reis	1,2		16,6	15,—	1,5
20 g eingedicktes	1,2		3,—		12,—
Tomatenmark					
10 g Butter		8,2		2,3	0,5
30 g Öl zum Anbraten		30,—			0,3
Quittenkompott					
100 g Quitten, Wasser	0,6		14,2		3,2
15 g Zucker			15,—		
IV. *Heidelbeersuppe*					
100 g Heidelbeeren, Wasser	0,8		12,1	65,—	0,5
15 g Zucker			15,—		
5 g Maizena			4,3	0,7	0,2
50 g Fruchtmakronen	2,3	8,4	31,3	87,—	56,—
V. 50 g Brot	3,2	0,5	26,4	255,—	237,—
30 g Butter	0,2	24,6	0,1	7,—	1,—
Bohnensalat					
100 g Bohnen (Konserven)	1,1	0,1	2,6		16,—
20 g Öl		20,—			0,2
	16,8	114,9	219,6	674,1	398,3

2038 Kalorien

Unser Hauptaugenmerk richteten wir auf die Urämiekost für chronische Urämie-kranke (Urämiekost III). Die Mindestforderung von 2000 Kalorien ist in dieser Kostform erfüllt. Die zugeführte Eiweißmenge beträgt rund 50 g pro Tag und liegt damit gering über dem geforderten Minimum von 0,5 bis 0,6 g Eiweiß pro kg/Kör-pergewicht und Tag in der chronischen Urämie. Relativ hoch ist der Fettanteil.

Die Elektrolytzufuhr wird auch mit dieser Kost gering gehalten und kann im Bedarfsfall durch Nachsalzen, Aufnahme von gekochtem Gemüsewasser und be-stimmter Obstarten ergänzt werden. Im allgemeinen jedoch dürfte der Mineralien-bedarf mit dieser Diät gedeckt werden. Eine Erhöhung des Fett- und Kohlenhydrat-anteils ist bei berufstätigen Kranken möglich. Anzustreben ist in der Urämie eine Gewichtskonstanz; ein Gewichtsverlust ist unbedingt zu vermeiden. Die Urämie-kost III enthält 68 bis 78 % Wasser, das sind im Durchschnitt 920 ml. Bei Patienten mit chronischer Shunt-Dialyse-Behandlung, für die diese Kost insbesondere ge-schaffen wurde, begrenzen wir die freie Flüssigkeitszufuhr auf ein Minimum von 500 ml, wobei die in der Kost enthaltene Flüssigkeitsmenge nicht gerechnet ist. Shunt-Patienten sollten stark kaliumhaltige Lebensmittel meiden.

Tab. 4

Uraemiekost IV

	Eiweiß	Fett	KH	K/mg	Na/mg
I. 80 g Brötchen (2 Stück)	6,4	0,8	38,4	112,—	128,—
20 g Butter	0,1	16,4	0,1	4,6	1,—
30 g Aprikosenmarmelade	0,2		20,4	16,5	0,1
25 g Kräuterquark	4,4	0,1	1,1	32,—	7,5
II. 100 g frisches Obst (Apfelsine)	0,4		12,6	170,—	5,—
III. *Makkaroni in Butter ge-*					
schwenkt, geschmorte Tomaten					
mit Schabefleisch gefüllt					
80 g Makkaroni	6,—	0,6	45,6	22,2	73,2
20 g Butter	0,1	16,4	0,1	4,6	1,—
200 g Tomaten	2,—		8,—		6,—
50 g Schabefleisch	10,7	0,5	0,3	234,—	36,—
10 g Zwiebeln				19,8	8,1
30 g Öl zum Braten		30,—			0,3
5 g Mehl	0,5	0,1	3,6	8,5	0,9
Heidelbeerkompott					
100 g Heidelbeeren	0,8		12,1	65,—	0,5
15 g Zucker			15,—		
IV. 50 g Fruchtmakronen	2,3	8,4	31,3	87,—	56,—
V. 75 g Brot	4,8	0,8	39,6	337,5	355,5
30 g Butter	0,2	24,6	0,1	7,—	1,—
1 Rührei/Schnittlauch	7,—	6,1	0,3	55,—	60,—
25 g Wurst ohne Salz	3,8	6,4			
Gurkensalat					
100 g Gurken	0,6	0,2	1,4	200,—	8,—
10 g Öl		10,—			0,1
10 g Zucker, Essig			10,—		
	50,3	121,4	240,0	1369,7	748,2

2319 Kalorien

Abschließend sei noch darauf hingewiesen, daß Kräuter und Gewürze wie Petersilie, Dill, Majoran, Thymian, Bohnenkraut, Paprika, Curry und Pfeffer durchaus verwendet werden können. Die Ansicht über die Nierenschädlichkeit einiger dieser Kräuter und Gewürze besteht zu Unrecht.

Es war unser Bestreben, mit unseren Urämiekostformen eine schmackhafte und in dieser Hinsicht den Patienten zumutbare Diät zu schaffen. Unsere ersten Erfahrungen mit stationär behandelten Patienten haben uns hierin recht gegeben.

Der Sinn *unserer* Kostformen liegt mehr im Praktischen, es ist nicht gedacht, eine neue Diät einzuführen. Für ambulante Patienten bliebe noch ein Letztes zu tun: Eine Verbilligung der Diät durch Austausch vor allem der Fette zu schaffen, und die Einhaltung der Diät auf Grund von Ernährungsberatungen durch Diätassistentin und Arzt schon während eines stationären Aufenthaltes zu garantieren. Eine sinnvolle Diät ist sicherlich eine wichtige Komponente in dem Behandlungsspektrum der Niereninsuffizienz.

Literatur beim Verfasser

Anschrift des Verfassers:
Dr. *H. Klinkmann*, DDR-X 25 Rostock 1, Rembrandtstraße 18

6.

Aus der II. Medizinischen Universitätsklinik und dem Pathologisch-Anatomischen Universitätsinstitut Prag (ČSSR)

Bedeutung der Infektion bei der Behandlung von Patienten mit chronischer Niereninsuffizienz durch intermittierende Hämodialysen

Von A. Valek, R. Tomášek und J. Stejskal

Es wurde wiederholt bewiesen, daß es durchaus möglich ist, Patienten im terminalen Stadium der chronischen Niereninsuffizienz eine Reihe von Monaten oder Jahre am Leben zu erhalten und sie sogar so weit wiederherzustellen, daß sie eine ihnen angemessene Arbeit ausführen können. Immer wieder treten jedoch Komplikationen auf, die zu einer Verschlechterung des Zustandes führen und die mühsame Arbeit einiger Monate zunichte machen. Aus der Literatur geht hervor, daß diese Komplikationen meistens mit dem arteriovenösen Shunt in Verbindung stehen.

Seit dem Jahre 1963, in dem wir mit dem chronischen Programm begonnen haben, starben fünf Patienten unerwartet an einer generalisierten Infektion, die merkwürdig und uncharakteristisch verlief.

Wir möchten Sie mit dem Verlauf der Erkrankung unserer chronischen Dialysen bekannt machen und einige Fakten aufzeigen, die unserer Meinung nach die Gründe unseres Mißerfolges sein könnten.

Die Kranken wurden von uns nach den bekannten Scribnerschen Kriterien ausgewählt. Die Dialysen wurden zweimal wöchentlich durchgeführt, und zwar bei den ersten beiden mit der Alwall-Niere und bei den übrigen mit der sowjetischen Plattenniere. An das Gerät wurden sie entweder durch perkutane Katheterisation der Vena femoralis oder mit einem modifizierten Tephlonshunt eigener Produktion angeschlossen. Sie bekamen eine eiweißarme Diät, 20–50 g pro Tag.

Der erste Patient, ein 43jähriger Wissenschaftler, wurde auf Grund einer Hyperazotämie von fast 300 mg$^0/_0$ und einer Hyperkaliämie von 7,5 mval/l dialysiert. Nach einem Monat wurde der Patient völlig wiederhergestellt entlassen und weiterhin ambulant zweimal wöchentlich dialysiert. Am Anfang des dritten Behandlungsmonats erkrankte er an einer Entzündung der oberen Atemwege, mußte erneut in die Klinik aufgenommen und jetzt öfter dialysiert werden. Dreißig Tage bevor er ad exitum kam, wurde dem Patienten an der linken unteren Extremität ein Shunt gelegt, der gut einheilte und während der gesamten Behandlungsdauer keine Zeichen einer entzündlichen Reaktion aufwies. Nach dem Abklingen der interkurrenten Infektion fühlte sich der Patient wohl. Vier Tage vor dem Exitus bekam der Kranke plötzlich tonisch-klonische Krämpfe. Der neurologische Befund war nicht klar, und erst eine Lumbalpunktion zeigte, daß es sich um eine purulente Meningitis handelte, an der der Patient trotz intensiver Therapie mit Antibiotika und Chemotherapeutika starb. Der Grund für die eitrige Meningitis wurde in einem kleinen entzündlichen Herd in der Wand der Arterie gefunden, in die der Shunt eingeführt worden war. Die eitrige Infiltration betraf nur die Intima und Media, während die Adventitia und die Umgebung der Arterie ohne entzündliche Veränderungen waren. Daraus ist ersichtlich, daß es zu der Infektion aus dem Inneren der Arterie kam und nicht durch eine falsche Behandlung des Shunts.

Nach einer 4½monatigen Behandlung erschienen plötzlich die Anzeichen einer akuten Hepatitis, die Kranke fiel innerhalb einiger Tage in ein Koma und starb im Schock. Der Pathologe stellte Hepatodystrophie und zahlreiche Erosionen im Magenfundus fest.

Der dritte Patient, ein 26jähriger Angestellter, wurde zweimal wöchentlich, insgesamt 64mal, dialysiert. Er lebte acht Monate, von denen er fünf völlig anurisch war. Am 180. Tage wurde bei dem Kranken eine Sternalpunktion durchgeführt. Nach fünf Tagen erschien im Gebiet der dritten bis vierten Rippe, 3 cm vom Sternum, eine schmerzhafte Schwellung von der Größe 5 mal 5 cm ohne Fluktuation. Das Gebilde am Brustkorb verkleinerte sich zeitweise und der Kranke verlor an Gewicht und wurde später kachektisch. Erst zwei Monate nach der Sternalpunktion stieg die Temperatur auf 38–39 Grad, das Gebilde zeigte eine deutliche Fluktuation und bei einem Einschnitt wurden 5 ml Eiter frei. Obwohl wir Antistaphylokokken-Antibiotika gaben, besserte sich der Zustand des Patienten nicht und er starb innerhalb von 14 Tagen an einer Sepsis. Bei der Sektion wurden ein umfangreicher parasternaler Abszeß mit Knorpelsequestration und davon fortgeleitet ein Empyem mit Abszessen in der Lunge gefunden.

Gleichzeitig mit dem eben erwähnten Patienten wurde ein weiterer behandelt, ein 21jähriger Radiomechaniker mit Niereninsuffizienz, die gleichfalls durch chronische Glomerulonephritis verursacht war. Auch bei ihm wurde in der gleichen Zeit wie bei dem vorhergehenden Kranken eine Sternalpunktion durchgeführt. Der weitere Krankheitsverlauf war der gleiche und auch der pathologische Befund deckte sich mit dem vorigen.

Der letzte Patient war ein 44jähriger Betriebsleiter. Er wurde neun Monate behandelt und war davon fünf Monate voll arbeitsfähig. Wir mußten ihn wegen einer sich steigernden Müdigkeit und Anorexie erneut aufnehmen. Wir stellten in der linken Pleurahöhle ein hämorrhagisches Exsudat fest, das nach sechs Wochen verschwand. Der Kranke verlor stark an Gewicht und wurde kachektisch. Vier Tage vor dem Exitus stiegen die Temperaturen auf 38 Grad. Die Blutkulturen und Röntgenbefunde der Lungen waren wiederholt negativ. Zu unserer Überraschung wurde bei der Sektion eine milliare Tuberkulose festgestellt. Die tuberkulösen Knoten im Lungengewerbe hatten vorwiegend kaseösen Charakter und wiesen nahezu keine spezifischen Granulationsgewebe auf.

Das ist das gleiche Bild, das man bei Patienten findet, bei denen die Abwehrfähigkeit durch irgendeinen Vorgang herabgesetzt ist. Außerdem fanden wir bei allen unseren Patienten eine Lymphopenie, die unter 15 % lag. Am Anfang des chronischen Programmes war die Bluteiweißkonzentration an der untersten Grenze der Norm und während der Dialysen sank sie durchschnittlich um 1 g%. Diese Befunde und der asymptomatische Verlauf, die Temperatursteigerung erst in den letzten Lebenstagen und die schnelle Entwicklung der hepatalen Dystrophie bewiesen den völligen Verlust der Abwehrfähigkeit bei unseren Kranken.

Dieser Zustand könnte unter anderem durch den fortschreitenden Eiweißmangel erklärt werden; denn es ist bekannt, daß Eiweißmangel die Resistenz des Körpers gegen Infektionen herabsetzt. Patienten mit einem chronischen Nierenversagen bekommen oft jahrelang eine eiweißarme Diät. Dabei liegen die Eiweißverluste, die durch den normalen Metabolismus hervorgerufen werden, oft höher als die Zufuhr. Unsere Patienten mit einer chronischen Glomerulonephritis, die ganz

Die zweite Patientin, eine dreißigjährige Arbeiterin, wurde wegen eines Nierenversagens dialysiert, das seine Ursache in einer chronischen Pyelonephritis hatte.
anurisch waren und hochkalorische Diät ohne Eiweiß bekamen, verloren im Durchschnitt 8 g Stickstoff täglich, d .h. also 53 g Eiweiß. Eine Senkung der Plasmaeiweiß-
konzentration um 1 g% entspricht einem Gewebseiweißverlust von 35 g.

Eine Infektion infolge herabgesetzter Resistenz stellt also eine große Gefahr für
die chronisch dialysierten Patienten dar. Wenn die Heilung erfolgreich sein soll,
muß man maximal alle parenteralen Untersuchungsmethoden und therapeutische
Eingriffe einschränken und nur solche Dialysationsapparate benutzen, bei denen
man für jeden Patienten neue, sterile und apyrogene Schläuche verwenden kann.
Wir sind der Meinung, daß es für den Kranken günstiger ist, eine Diät mit genügender Zufuhr von Eiweißen zu verabreichen und lieber häufiger zu dialysieren als
den Patienten nur auf dem Eiweißminimum zu halten.

Anschrift des Verfassers:
Doz. Dr. *H. Valek*, Prag II, U nemocnice 2 (ČSSR)

7.

Aus dem Wilhelminenspital Wien (Österreich)

Hochdosierte Penicillintherapie und künstliche Niere

Von E. ZIMMERMANN

Mit 3 Tabellen

Schon mehrmals wurde die Frage der hochdosierten Penicillintherapie angeschnitten und ihre Schwierigkeiten diskutiert. Wir haben die Frage bearbeitet, ob
bei Anwendung der extrakorporalen Hämodialyse ein Penicillinspiegel rascher gesenkt wird. Die Bedeutung der Fragestellung liegt bei toxischen Zwischenfällen und
bei der Dosisberechnung auf der Hand.

Zur Klärung haben wir folgende Untersuchungen ausgeführt:
1. Penicillinbestimmung im zu- und abführenden Schenkel einer künstlichen Niere.
2. Bestimmung der biologischen Halbwertszeit des Penicillin G während Hämodialyse und am dialysefreien Tag.
Die gleiche Versuchsanordnung mit Ampicillin.
3. Durchführung experimenteller Modelldialysen mit Penicillin G.

Die Penicillinbestimmung erfolgt im Dilutionstest nach DORNBUSH und PELZAK[*]).
Für die Dialysen verwendeten wir eine Doppelspulenniere nach KOLFF-WATSCHIN-
GER, Wiener Modell der Fa. Websinger. Tab. 1 zeigt die Penicillinbestimmungen im
zu- und abführenden Schenkel der künstlichen Niere.

Tab. 1

zu	ab	Titerdiff.	zu	ab	Titerdiff.
150 E/ml	150 E/ml	0	29 E/ml	24,2 E/ml	$^1/_2$
150	100	1	19,5	19,5	0
100	100	0	16,2	13	$^1/_2$
66	66	0	13	10,8	$^1/_2$
55	55	0	10	8,3	$^1/_2$

In der Vertikalen befinden sich Blutabnahmen in $1^1/_2$ Stunden Intervall, in der Horizontalen (zu- und abführender Schenkel) beträgt die Zeitdifferenz 5 Min. Die Zeitdifferenz dürfte annähernd der Passage des Blutes durch die Spule entsprechen. Der Spiegelabfall in den beiden Schenkeln der künstlichen Niere verläuft praktisch parallel. Bei dem ersten Versuch mit hohem Penicillinspiegel sind mit Ausnahme eines Wertes keine Unterschiede feststellbar. Die im Dilutionstest in dieser Höhe noch erfaßbaren Differenzen liegen zwischen 25 und 11 E/ml. Derartig hohe Unterschiede werden während einer Passage des Blutes durch die Spule nicht erreicht. Im zweiten Versuch sind die noch meßbaren Differenzen – entsprechend dem niedrigeren Spiegel – geringer. Sie liegen zwischen 5 und 2 E/ml, entsprechend einer halben Titerdifferenz. Bei 4 von 5 Bestimmungen des zweiten Versuches wurden Differenzen dieses Ausmaßes gefunden. Es fällt aber auf, daß der Abfall im Körperblut – repräsentiert durch das Blut im zuführenden Schenkel der künstlichen Niere – im $1^1/_2$-Std.-Intervall keine stärkere Abnahme zeigt.

Die biologische Halbwertszeit des Penicillins haben wir bei 3 Patienten bestimmt, die wegen chronischer Urämie regelmäßig dialysiert wurden. Die Patienten erhielten mindestens $1^1/_2$ Std. vor Beginn der Dialyse 5 Mill. Na-Penicillin G i. v. Die Dialysen wurden arterio-venös mittels SCRIBNER-Bypass durchgeführt. Eine halbe Stunde nach Beginn und alle 90 Minuten wurde Blut zur Penicillinbestimmung aus dem zuführenden Schenkel der künstlichen Niere abgenommen. Ein gleicher Versuch wurde am dialysefreien Tag gemacht. Die Blutabnahmen erfolgten hier regelmäßig alle 90 Min. Aus den Penicillinbestimmungen wurde eine Regressionsgerade nach der Methode der kleinsten Quadrate errechnet. Diese Regressionsgerade wurde der Bestimmung der Halbwertszeit zugrunde gelegt.

Die bei 18 Versuchen errechneten biologischen Halbwertszeiten des Penicillins zeigen eine beträchtliche Verlängerung der Ausscheidung. Die an 6 dialysefreien Tagen ermittelten Werte betrugen das 4,4fache bis 9fache der Norm. Während 12 Dialysen betrugen die Penicillinhalbwertzeiten das 3,6- bis 8,4fache der Norm. Die für die einzelnen Patienten errechneten mittleren Halbwertszeiten am dialysefreien Tag und während der künstlichen Niere zeigen höhere Mittelwerte während der Dialyse bei Bl und St, einen niedrigeren bei Sch.

Da sich das Material auf 3 Patienten verteilt, muß es für eine weitere Auswertung umgeformt werden. Ordnet man zusammengehörende Versuche paarweise und prüft statistisch die Differenz, gebildet aus der Penicillinhalbwertszeit des Dialysetages und des Vortages, so erhält man bei 6 Paaren ein t = 1,06. Das bedeutet eine

*) Für die Ausführung der Penicillinbestimmungen danke ich Fr. Ing. JASCHEK aus dem Antibiotikaforschungsinstitut der I. Med. Univ. Klinik (Doz. Dr. SPITZY).

Irrtumswahrscheinlichkeit 2p > 0,1 für die Annahme einer Differenz. Eine statistische Signifikanz ist demnach nicht feststellbar.

Tab. 2

	am Dialysetag	am dialysefreien Tag
Bl.	3,01	2,61
	(2,95—3,05	(2,22—3,18)
St.	3,61	2,28 (Einzelwert)
	(2,66—4,20)	
	3,19	3,74
Sch.	(1,78—3,98)	(2,96—4,52)

Tab. 3

Penicillinhalbwertszeit in Stunden

	am Dialysetag	am Vortag	Differenz
Bl	3,05	2,42	+ 0,63
Bl	3,04	2,22	+ 0,82
Bl	2,95	3,18	— 0,23
St	2,66	2,28	+ 0,38
Sch	3,98	2,96	+ 1,02
Sch	3,73	4,52	— 0,79

In einem Fall einer akuten Anurie, die veno-venös dialysiert wurde, haben wir 2 g Ampicillin i. v. 2 St. vor Beginn gegeben und, wie anfangs geschildert, Spiegelbestimmungen durchgeführt. Ebenso haben wir am folgenden anurischen Tag nach 2 g Ampicillin i. v. ohne Dialyse Spiegel bestimmt. Während der Dialyse betrug die Halbwertszeit 2,88 St., am dialysefreien Tag 2,61 St. Die Differenz der beiden Werte beträgt + 0,27 St. Verglichen mit den Zahlen, die bei Penicillin festgestellt wurden, kann weder im Ausmaß noch in der Richtung ein neues Element gefunden werden.

Die experimentellen Modelldialysen des Penicillins wurden a) in 0,9 % NaCl-Lösung und b) in Blut vorgenommen.

ad a): Bei Arbeit mit Kochsalzlösung wurde ein Volumen von 2500 ml mit 1000 E Penicillin/ml über einen Kurzschluß gegen 0,9 % NaCl-Lösung dialysiert. Die Spiegelbestimmungen erfolgten alle 15 Minuten. Bei zwei Versuchen betrug die Halbwertszeit 0,309 bzw. 0,326 St.

ad b): Die experimentellen Dialysen mit Blut wurden im Anschluß an Behandlungen vorgenommen. 1 St. vor Ende der Dialyse erhielt der Patient 1000 ml Blut und 5 Mill. E Na-Penicillin G i. v. Am Ende der Dialyse wurden 500 ml Blut abgenommen und dieses, sowie das in der Spule verbleibende Blut gegen Dialyse-Waschwasser durch 4 St dialysiert. Die Bestimmungen erfolgten alle 30 Minuten. Die Halbwertszeit betrug bei dieser Anordnung 0,68 St. bzw. 0,82 St. in einem zweiten Versuch.

Auf Penicillinbestimmungen im Waschwasser mußten wir verzichten, da aus technischen Gründen dieses nicht steril gehalten werden konnte.

Diskussion

Der Abfall des Penicillinspiegels im Blut wird durch die Hämodialyse nicht beeinflußt, jedenfalls nicht in einem Ausmaß, das eine klinisch ins Gewicht fallende Minderung des antibiotischen Effektes annehmen läßt. Bei 18 Bestimmungen der biologischen Halbwertszeit konnten keine eindeutigen Differenzen der Halbwertszeit am dialysenfreien Tag und während der Hämodialyse nachgewiesen werden. Auch bei paarweiser Anordnung zusammengehörender Versuche am Dialysetag und am Vortag fanden wir keine signifikante Differenz. Eine Verkürzung der Halbwertszeit bei Hämodialyse hatten wir erwartet, da durch die Dialyse der Elimination ein zusätzlicher Weg eröffnet wird.

Diese Befunde stehen im Gegensatz zu unseren Modellversuchen, in denen wir einen rascheren Durchtritt des Penicillins durch die Dialysiermembran gefunden hatten. Die experimentelle Dialyse vom Penicillin im Blut zeigt eine etwa doppelt so hohe Halbwertszeit wie bei Dialyse von Penicillin in 0,9 % NaCl-Lösung. Wir müssen annehmen, daß die Eiweißbindung des Antibiotikums (SCHOLTAN) diesen Unterschied bedingt. Dieser Umstand könnte die fehlende Verkürzung der Halbwertszeit bei Hämodialyse am Patienten erklären. Das Verhältnis der dialysierenden Oberfläche zum dialysierten Volumen ist aber im Modellversuch und am Patienten so unterschiedlich, daß die Versuche nicht direkt miteinander verglichen werden können.

Der Einfluß der Eiweißbindung des Penicillins auf die Elimination wäre dann deutlich, wenn bei einem weniger gebundenen Penicillin ein eindeutiger Unterschied der Halbwertszeit am Dialysetag und ohne künstliche Niere vorkäme. Als Vergleichsantibiotikum bietet sich Ampicillin an, dessen Eiweißbindung 10 % beträgt (ACRED), während Penicillin G zu 56 % an Eiweiß gebunden ist. Bei einem Dialyseversuch am Patienten mit Ampicillin konnte jedoch kein größerer Unterschied der Halbwertszeiten am dialysefreien Tag und während künstlicher Niere festgestellt werden. Das Ausmaß der Eiweißbindung kann deshalb nicht die Ursache für das Ausbleiben einer beschleunigten Penicillinelimination während der Dialyse sein.

Bei der Hämodialyse laufen zwei Vorgänge nebeneinander ab. 1. werden Stoffe entzogen, und 2. wird Gewicht, d. h. Flüssigkeit vermindert. Der erwünschte Gewichtsverlust während einer Dialyse beträgt 2–2,5 kg. Dieses Volumen stammt aus dem gleichen Raum, der auch den Verteilungsraum des Penicillins darstellt. Der Volumsverlust muß deshalb als ein Konzentrierungsmechanismus für das Penicillin angesehen werden. Berücksichtigt man den Volumensverlust als Korrekturfaktor bei der Berechnung der Penicillinspiegel, so erhält man etwas niedrigere Werte und dadurch eine etwas kürzere Halbwertszeit. Bei einem Patienten, der während der Dialyse 2,66 kg abgenommen hatte, vermindert sich durch diese Rechnung die biologische Halbwertszeit von 3,05 auf 2,89 Std. Die dazu im Vergleich stehende Halbwertszeit des Vortages ohne Dialyse lag jedoch mit 2,24 Std. wesentlich tiefer. Die Annahme, daß die Volumskorrektur eine wesentliche Rolle spiele, besteht demnach nicht zu Recht.

Eine relativ verlängerte Halbwertszeit während der Dialyse beweist ein langsameres Absinken des Blutpenicillinspiegels. Ein solcher Effekt kann nur vorkommen, wenn entweder weniger Penicillin ausgeschieden wird, oder mehr Penicillin in die Blutbahn mobilisiert wird.

Die Penicillinhalbwertszeit bei völligem Fehlen der nephrogenen Exkretion (nach Nephrektomie) ist beim Menschen nicht bekannt, bei Hunden beträgt sie das 4fache der Norm. Die verbleibende extrarenale Penicillinausscheidung erfolgt nach ANDERSON vorwiegend über die Leber. Wir können annehmen, daß bei unseren Patienten die Penicillinelimination vorwiegend über extrarenale Wege erfolgte. Eine Verlängerung der Halbwertszeit während der Hämodialyse könnte deshalb in einer Verschlechterung der extrarenalen Elimination begründet sein. Während einer Hämodialyse findet durch Ableitung von etwa 10 % des Minutenvolumens über den extracorporalen Kreislauf eine Umverteilung des Blutes statt. Wir müßten annehmen, daß diese Verteilungsänderung für die hepatogene Penicillinausscheidung eine beeinträchtigende Rolle spielt.

Der Einfluß der Dialyse auf das Fließgleichgewicht ist bekannt und spielt als Dysaequilibriumsyndrom eine Rolle. Es werden hier Verteilungsänderungen zwischen intra- und extracellulärem Raum aufgebaut. Wir wissen nicht genau, wie sich das Penicillin in diesem Fall verhält. Für einen vermehrten Einstrom des Penicillins in die Blutbahn spricht unsere erste Versuchsanordnung, bei der wir bei niedrigem Penicillinspiegel gefunden hatten, daß das die Niere verlassende Blut ebenso stark gesenkt wird wie das Körperblut innerhalb $1^1/_2$ St. Da das Gesamtblut in dieser Zeit aber mehrmals die Spule passiert, muß das Blut extravasal angereichert worden sein.

Literatur beim Verfasser
Anschrift des Verfassers:
Dr. *E. Zimmermann*, Wilhelminenspital Wien (Österreich)

Diskussion zu den Vorträgen 5 bis 7

KRCZ: Die während der Hämodialyse auftretenden Temperaturen veranlaßten uns nach Ursachen dieser fieberhaften Reaktionen zu suchen. Bei uns werden Plattendialysatoren verwendet. Zuerst widmeten wir unsere Aufmerksamkeit der bakteriellen Kontamination der Dialyseflüssigkeit und stellten folgendes fest: In den Proben, der in regelmäßigen Abständen entnommenen Spülflüssigkeit fanden wir eine ständige Zunahme der Keimzahl bis zu 200 Mill./ml (die Dialyseflüssigkeit enthält 2 bzw. 4 % Glukose), meist E. coli, Aerobacter, Gram negative saprophytische nicht näher bestimmbare Stäbchen, Candida usw. Die biologische Wirksamkeit von 10 ml einer Dialyseflüssigkeit, die 80 Mill. Keime in einem ml enthielt, entsprach noch nach der 100fachen Verdünnung, bzw. nach einer 2 oder 5maligen Filtration im Kaninchen-Pyrogen-Test der Wirksamkeit der Minimalpyrogendosis von Endoxin-Standardpräparat. Die minimale Pyrogendosis ist $^4/_{100}$ Gamma von Endoxin. Lösliche Pyrogenstoffe durchdrangen die Dialysemembran sowohl aus der Lösung des Standards-Endoxinpräparates als auch aus einer Suspension lebender Coli- und Proteuskeime. Die pyrogene Wirksamkeit von allen Dialysaten war statistisch signifikant verschieden von der des Leitungswassers. Es konnte also nachgewiesen werden, daß lösliche Pyrogene bei hoher bakterieller Kontamination der Spülflüssigkeit die Dialysemembran durchdringen. Wir halten es daher für notwendig, die bakteriologische Reinheit der Dialysespülflüssigkeit sowie die Qualität der Dialysenmembran zu sichern. Zur Verhütung mancher fieberhafter Reaktionen wäre als ein einmaliger kontinuierlicher Durchlauf der Dialysespülflüssigkeit – singlepassystem – zweckmäßig.

ABERLE: In Zusammenarbeit mit SPITZY haben wir bei insgesamt 9 nierengeschädigten Patienten Penicillinspiegel – bei hochdosierter Na-Penicillin G Therapie – während der Peritonealdialyse bestimmt. Das Penicillin wurde entweder als einmalige Kurzinfusion von 10 Mill. i.v. verabreicht oder 1– 2mal intraperitoneal gegeben. Die Resorption von Penicillin vom Peritoneum aus war so ausgezeichnet, daß ähnliche Blutspiegel wie nach i. v. Verabreichung gefunden wurden. Bei 2 anurischen Patienten konnte die biologische Halbwertszeit von intravenösem und intraperitoneal verabreichten Penicillin errechnet werden, und zwar vor und während der Peritonealdialyse. Außerdem wurde bei diesen zwei Fällen während 4 Dialysen die jeweils eliminierte Penicillinmenge in der Spülflüssigkeit bestimmt. Erwartungsgemäß war die Halbwertszeit auf 3–4 Stunden verlängert. Überraschend war, daß die Halbwertszeit durch die Peritonealdialyse nicht verkürzt wurde. Dementsprechend betrug die Gesamtelimination von Penicillin nach 6 Stunden lediglich 7–17 % der verabfolgten Menge. Trotz dieser geringen Gesamtelimination erzielt man mit der Applikation von 5 oder 10 Mill. auch nach 12 und mehr Stunden relativ hohe Spiegel in der Peritonealspülflüssigkeit.

SPITZY: Bei der Peritonealdialyse sind wir deswegen auf das Penicillin übergegangen, weil Chloromycetin, Tetracycline und auch die Neomycinkombinationen offensichtlich nicht sehr geeignet zur Prophylaxe sind. WEINSTEIN (USA) hat berichtet, daß das Penicillin in diesen Konzentrationen sehr wirksam gegen gramnegative Keime und vor allem auch gegen E.coli ist. Was die Halbwertszeit des Penicillins betrifft, so ist es erstaunlich, wie gleichmäßig diese Halbwertszeit beibehalten wird, auch wenn man mit der Dosis höher geht. Ob man eine halbe Mill. E. oder 20 Mill. E. gibt, ist ganz gleichgültig. Mit der Halbwertszeit verhält es sich so, daß sie aus dem Mittelteil der Abfallkurve berechnet wird.

Wir haben also zuerst den Verteilungsabfall – das Penicillin ist nach 40 Min. verteilt –, dann kommt es in der halblogarithmischen Kurve zu dem typischen Knick und etwa auf diesem Niveau wird die Halbwertszeit berechnet. Bei hoher Dosierung entsteht noch ein zweiter Knick – das Penicillin rinnt aus den tieferen Compartments zurück. Wir haben also noch eine dritte Abfallgerade und dadurch verändert sich wieder die Halbwertszeit. Dieses Phänomen entspricht nun auch der Theorie, die ZIMMERMANN gebracht hat. Wir haben maximal Halbwertszeiten bis zu 10 Stunden beobachtet. Bei anurischen Patienten gehen wir folgendermaßen vor: Wir nehmen vor dem Anlegen der Penicillininfusion Blut zur Penicillinspiegelbestimmung ab. Wenn nun dieser Minimalspiegel vor der nächsten Infusion – bei anurischen Patienten prinzipiell nicht früher als 12 Stunden – nicht wesentlich angestiegen ist, dann muß man nur die Distanzen der Penicillinverabreichung verlängern, etwa auf 24 Stunden. Kommt man mit dem Penicillinspiegel zu hoch, besteht die Möglichkeit von Komplikationen. Es kommt z.B. im EEG zu Paroxysmen, es kann ein Status epilepticus auftreten. Ich muß noch betonen, daß dies nicht vom Liquorspiegel abhängt. Dieser erreicht keine besondere Höhe.

8.

*Aus der Chirurgischen Universitätsklinik Bonn und der Medizinischen
Universitätsklinik Köln*

Indikationen, Ergebnisse und Probleme der intermittierenden Hämodialyse bei chronischer Niereninsuffizienz

Von M. Siedek, H. G. Sieberth und A. Heller

Die Ausführungen gliedern sich in zwei Teile: 1. In Komplikationen der dekompensierten Retention vor und zu Beginn der Dialyse; 2. in Komplikationen während der intermittierenden Dialysebehandlung. Ein großer Teil der Patienten befand sich zur Zeit der Aufnahme in einem Zustand, der eine sofortige Dialyse erforderte. 3 Patienten starben bereits während der Fahrt zur Klinik. Nur bei 4 von 35 Patienten war es möglich, vor der ersten Dialyse eine eingehende Diagnostik durchzuführen. Es ist erwähnenswert, daß die Überweisung zur Dialysebehandlung in vielen Fällen erst auf Drängen der Angehörigen erfolgte. Bei der Aufnahme konnten folgende auffallende Symptome festgestellt werden: Eine schwere Bewußtseinstrübung bestand bei 11 Patienten und bei 8 bereits ein Koma. In 19 Fällen wurde eine Überwässerung gefunden, die 9mal zur Fluidlunge geführt hatte. 5 Patienten zeigten generalisierte Krampfanfälle, 27mal fand sich eine dekompensierte Azidose und 14mal eine Hyperkaliämie. Acidose und Hyperkaliämie waren wesentlich ausgeprägter bei Patienten mit einer Restdiurese unter 600 ml. Schleimhautblutungen wurden bei 11 Patienten aus Mund und Nase festgestellt. Meist fand sich dann eine Thrombopenie, bei einigen Patienten lag aber weder eine Thrombopenie noch eine Gerinnungsstörung vor, so daß eine Gefäßschädigung vermutet werden mußte. Während der Dialysebehandlung verschwand bei allen Patienten die Blutungsneigung innerhalb von 14 Tagen und die Thrombozytenzahlen waren nach 2–4 Wochen wieder normal. Bei 3 Patienten fand man eine Pericarditis, 28 hatten eine Hypertonie. Der Blutdruck überstieg bei 11 Patienten den Wert von 200 mm Hg systolisch und 120 mm Hg diastolisch. 2 Patienten hatten schon bei der Aufnahme eine Sepsis und einer eine Polyneuritis. Die Hypertonie dürfte gelegentlich durch eine Hypervolämie bedingt gewesen sein und besserte sich bereits nach der Peritoneal- oder Haemodialyse mit Ultrafiltration.

Die Dialyse wurde durchgeführt mit der KIII-Plattenniere oder der TWINCOIL-Niere, 1–2mal wöchentlich 8 Stunden. Alle Patienten wurden zu einer Diät angehalten, die weniger als 1 g Kochsalz enthält und 0,5 g Eiweiß pro kg Körpergewicht. Kaliumreiche Speisen und Getränke wurden verboten, als Flüssigkeitszufuhr wurden 400–600 ml mehr als die Ausfuhr erlaubt und auf eine Gewichtskonstanz wurde besonderer Wert gelegt. Von den berichteten 35 Patienten befinden sich zur Berichtszeit 15 im chronischen Dialyseprogramm. Die endogene Kreatininclearance beträgt 3 ml/min oder weniger, 4 werden schon über ein 1 Jahr und einer seit 20 Monaten behandelt. 10 Patienten sind verstorben, und bei 4 Patienten wurde die Dialyse abgebrochen. Diese 4 Patienten sind innerhalb von 10 Tagen nach der letzten Dialyse verstorben. 6 Kranke (4 nach Peritonealdialysen und 2 nach Hämodialysen) konnten rekompensiert werden und wurden in kompensierter Retention wieder entlassen. Die Todesrate ist im 1. und 2. Behandlungsmonat am größten, 1 Patient verstarb im 6. Monat, eine Patientin im 10. Behandlungsmonat.

Von 29 chronisch hämodialysierten Patienten wurden 18 ambulant behandelt und 15 davon rehabilitiert. Von diesen verstarb 1 Patient, ein 62jähriger Mann, an einem Herzinfarkt nach 6monatiger Behandlung. Von den nicht rehabilitierten Patienten starben 2, ein 24jähriger an einer Hyperkaliämie und eine 49jährige an einem Herzinfarkt. 3 Patienten, alle über 45 Jahre alt, starben an einem Herzstillstand; eine 28jährige nach 5stündiger Dialyse aus vollem Wohlbefinden an einem Herzstillstand. Diese Patientin wurde wegen einer Herzinsuffizienz digitalisiert und hatte vor der Dialyse eine Hyperkaliämie und eine Hypokalzämie. Eine akute Digitalisintoxikation wurde vermutet. Eine 22jährige Patientin starb an einer Herzbeuteltamponade trotz 3maliger Perikardpunktion. Eine Patientin mit besonders hohem Blutdruck verstarb während der 1. Dialyse nach einem Blutdruckabfall an einer cerebralen Massenblutung. 1 Patient starb an einer Sepsis und einer an einer Trachealkanülenblutung. Bei 4 Patienten wurden die Dialyse aus folgenden Gründen abgebrochen: Ein 53jähriger Mann wünschte den Abbruch der Behandlung selbst wegen einer zu großen psychischen Belastung. Ein zweiter Patient war imbezil, wie sich erst nach dem Erwachen aus dem Koma herausstellte. In einem dritten Fall konnten die immer wieder auftretenden generalisierten Krämpfe auf eine genuine Epilepsie zurückgeführt werden, die von den Angehörigen verschwiegen worden war. Der 4. Patient zeigte während der Behandlung eine so geringe Kooperation, daß die weitere Dialysebehandlung nicht sinnvoll erschien.

Die Anämie wurde nur behandelt, wenn der Hämatokritwert unter 20 % sank, durchschnittlich wurden 1–3 Konserven pro Monat transfundiert. Bisher wurde keine Hepatitis beobachtet und keine Hämosiderose. Die Eisenwerte liegen im oberen Normbereich, die Eisenbindungskapazität beträgt meist über 20 % des Plasmaeisens. Es wurden zwei Polyneuritiden beobachtet, davon eine schwere bereits bei der Aufnahme bestehende mit Paresen in beiden Beinen, die sich während der Dialysebehandlung wesentlich besserte. Eine Osteopathie in Form von Knochenzysten wurde bereits 2 Jahre vor Beginn der Dialysebehandlung als sekundärer Hyperparathyreoidismus gedeutet. Ein einziges Mal waren metastatische Verkalkungen nachweisbar, und zwar bei einem 52jährigen Kranken, der an einem Herzinfarkt starb. Im Herzmuskel konnten Kalkablagerungen nachgewiesen werden. Pseudogicht und Verkalkungen in den Gelenken und Gefäßen, wie sie von anderen Autoren beschrieben wurden, konnten weder klinisch noch röntgenologisch nachgewiesen werden. Eine unangenehme Komplikation ist der Pruritus, gegen den Thephorinsalbe nützlich zu sein scheint. Als Ausdruck eines Disaequilibriumsyndroms wurden immer wieder Kopfschmerzen, Erbrechen sowie Wadenkrämpfe beobachtet. 2mal kam es zu einer Gynäkomastie und 4mal zu einer Dysmenorrhoe. Bei einer 45jährigen Patientin wurde eine Laktation festgestellt.

Die Hypertonie bereitet die größten Schwierigkeiten. Folgende therapeutischen Möglichkeiten werden diskutiert: salzarme Diät, Flüssigkeitsbeschränkung, die Ultrafiltration, der Na-Entzug durch die Dialyse, Antihypertensiva und schließlich die Nephrektomie. Die Dialyse wurde zunächst mit 125 mÄq Na/l im Waschwasser durchgeführt, dabei kam es zu stärkeren Wadenschmerzen und Erbrechen. Eine Na-Konzentration in der Dialyseflüssigkeit von 130 mÄq/l wurde gut vertragen. Wenn erforderlich, wurde zu Beginn der Behandlung 3mal 50 mg 11-Alphamethyldopa verabreicht. Eine beiderseitige Nephrektomie wurde bei einer Patientin durchgeführt, bei der es trotz intensiver Behandlung und Ausschöpfung aller anderen Möglichkeiten mehrmals zu einer Linksinsuffizienz mit Lungenödem kam. Bei der überwiegenden Anzahl der hypertonen Patienten konnte durch die Dialyse der

Blutdruck gesenkt, wenn auch durchaus nicht immer normalisiert werden. Wenn bei Abnahme der Diurese während der Dialysebehandlung der Kaliumspiegel stark ansteigt, wird Resonium A verwendet.

Die längste Laufzeit eines Shunts betrug bisher 13 Monate. Als häufigste Shunt-komplikation traten venöse Thrombosen 8mal auf, 2mal kombiniert arteriell und venöse Thrombosen und 2mal Infektionen.

Zusammenfassend kann gesagt werden, daß die während der Dialysebehandlung auftretenden Komplikationen in Hinsicht auf die Gesamtletalität eine geringere Rolle spielen. Die hohe Sterblichkeit zu Beginn der Behandlung ist bedingt durch die Häufigkeit praefinaler Zustände der eingelieferten Patienten. Durch Voruntersuchungen eine Auswahl zu treffen, ist oft unmöglich. Wenn es gelänge die Patienten bereits im Stadium der kompensierten Retention laufend zu überwachen, wäre eine frühzeitige Auswahl in Hinsicht auf die Dialysebehandlung möglich. Es gelingt aber auch, einen Teil der Patienten im Finalstadium ins Programm aufzunehmen und später sogar zu rehabilitieren. Man beginnt dann besser mit der Peritonealdialyse, womit man eine schnellere Ultrafiltration erzielen kann und Zeit gewinnt für die notwendigen Voruntersuchungen und das Einheilen des Shunts. Die technischen Probleme spielen heute schon eine untergeordnete Rolle. Hingegen wachsen die organisatorischen Schwierigkeiten in Anbetracht der immer größer werdenden Zahl der Patienten, die für die Anwendung der chronischen Dialyse in Betracht kommen.

Anschrift der Verfasser:
Dr. *M. Siedek*, Dr. *H. G. Sieberth* und Dr. *A. Heller*
Chirurg. Univ.-Klinik, 53 Bonn, Venusberg

9.

Aus der Urologischen Universitätsklinik Wien (Österreich)

Hämatokritänderungen während der Hämodialyse

Von K. TODOROFF

Mit 2 Abbildungen und 1 Tabelle

Wir möchten hier über eine serienmäßige Untersuchung der Hämatokritänderungen während der Hämodialyse und deren Auswirkung auf die schon vorhandene Anämie der Patienten berichten. Über die erythropoetischen Störungen und die verstärkte Hämolyse, die im Rahmen eines Nierenversagens auftreten, soll hier nicht gesprochen werden, da dieses Thema in vorangegangenen Symposien (Innsbruck und Saarbrücken 1965) ausreichend behandelt wurde.

Es war uns vor Jahren aufgefallen, daß die Anämie der hämodialysierten Patienten des öfteren im Verlauf der Behandlung immer deutlicher wurde, und zwar in einem Ausmaße, das in keinerlei Relation zu den üblichen Ursachen der nephrogenen Anämie stand. Also mußten wir eine weitere, mit der Dialyse im Zusammenhang stehende Komponente annehmen, da sowohl die Hämatokritwerte als auch das Hämoglobin nach der Hämodialyse trotz Verabreichung frischer Blutkonserven mit normalem Hämatokrit in vielen Fällen schlechter waren als vor der Behandlung.

Um dies deutlich zu demonstrieren, bringen wir in der Abb. 1 vier besonders typische Fälle.

Tab. 1

Pat.	Verw. Blutmenge	Hämatokrit v. D.	n. D.	Hämoglobin v. D.	n. D.	UF ml.
K. P.	5 Kons.	34	30	10,2	9,0	3000
G. A.	4 „	22	14	7,2	4,6	3300
Sch. F.	4 „	26	21	7,2	6,6	3400
R. R.	3 „	33	28	11,4	9,4	2700
B. W.	4 „	22	16	8,4	6,2	3000
∅	4 „	27,4	21,8	9,0	7,1	3080

Hier sind die Hämatokrit- und Hämoglobinwerte von vier Patienten während der gesamten Behandlung von der ersten bis zur letzten Dialyse dargestellt. Wir sehen, daß obwohl eine bis zwei Dialysen pro Woche durchgeführt wurden und zu diesem Zwecke durchschnittlich vier Konserven verwendet wurden, es trotzdem zu einer ständigen Verschlechterung des Blutbildes kam. Selbst die andauernde Ultrafiltration aus dem Dialysator konnte an dieser Tatsache nichts ändern. Lediglich bei zwei von diesen Patienten waren die Werte in den letzten Tagen gleichgeblieben oder etwas angestiegen, da zu dieser Zeit bereits peritonealdialysiert wurde. (--- und -.-). Um es noch deutlicher hervorzuheben, haben wir in Tab. 1 fünf Fälle herausgegriffen, bei welchen die Hämatokritsenkung nach einer einzigen Dialyse besonders hervorsticht. Auch hier sehen wir, daß bei einem durchschnittlichen Verbrauch von 2000 ml Konservenblut und Ultrafiltration von über 3000 ml sich die Anämie der Patienten nicht gebessert, sondern wesentlich verschlechtert hat.

Die Untersuchungen wurden mit dem in Österreich üblichen Spulendialysator mit Sigmapumpe durchgeführt. Es ist uns dabei aufgefallen, daß es häufig zur Sedimentation der Erythrozyten im Schlauchsystem kommt, eine Tatsache, die sich nicht nur bei niedriger Durchströmungsgeschwindigkeit zeigt. In welchem Ausmaß aber diese rein mechanische Komponente von Bedeutung ist, war der Kernpunkt unserer Untersuchungen. Zu diesem Zwecke haben wir bei 100 Dialysen (insgesamt 25 Patienten) Hämatokritbestimmungen aus dem Dialysator vor, während und nach der Hämodialyse durchgeführt. Bei den Patienten wurden vor und nach der Behandlung sowohl das Hämatokrit als auch das Hämoglobin bestimmt.

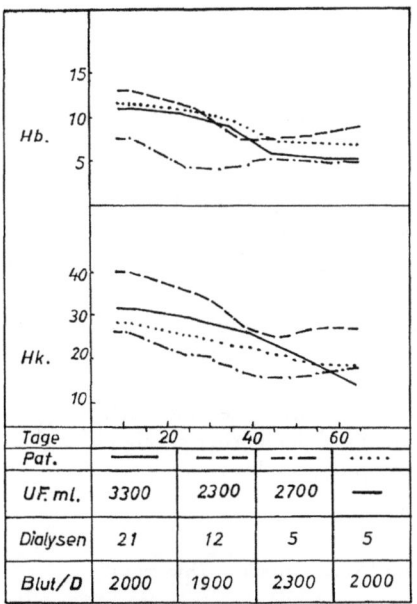

Tage	20	40	60	
Pat.	———	– – –	–.–.–	.....
UF. ml.	3300	2300	2700	—
Dialysen	21	12	5	5
Blut/D	2000	1900	2300	2000

Abb. 1. Erklärung s. Text

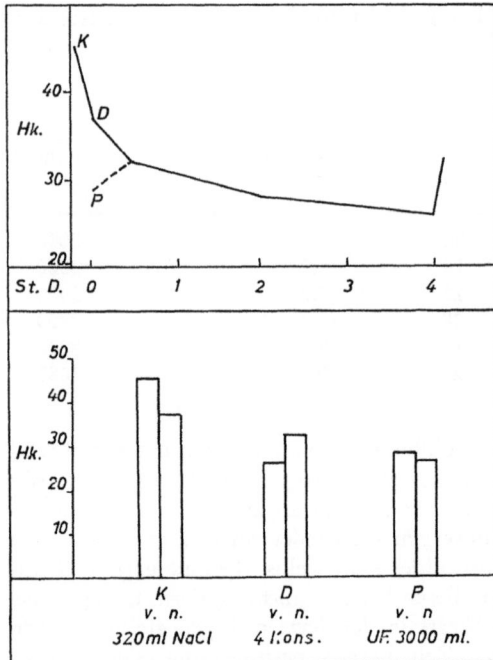

Abb. 2. Erklärung s. Text

Im oberen Bereich der Abb. 2 sind die Hämatokritwerte der Dialysierspule in mehreren Stadien der Behandlung zur Darstellung gebracht. Nachdem der Dialysator mit physiologischer Kochsalzlösung durchgespült wurde, erfolgte die Auffüllung mit Blutkonserven. Sobald aus dem venösen Schenkel des Schlauchsystems optisch normales Blut herausfloß, wurde die Spule kurzgeschlossen. 15 Minuten später war das Hämatokrit von 44 auf 37 abgesunken. Durch eine einfache Überlegung war es leicht zu errechnen, daß etwa 300 ml NaCl-Lösung in der Spule verblieben waren. Jetzt wurden die Patienten mit einem Durchschnittshämatokrit von 28 an die künstliche Niere angeschlossen. Eine halbe Stunde später, die Zeit, in der wir annehmen, daß das Blut des Patienten mit dem Blut im Dialysator vermischt war, war der Hämatokrit-wert der Spule auf 32 abgesunken. Beim Patienten allerdings auf 32 angestiegen. Nach weiteren 90 Minuten war dieser Wert nunmehr auf 28 und nach insgesamt 4 Stunden Dialyse auf 26 verringert. Wurde jetzt der Dialysator aus dem Behälter herausgenommen und etwa 3 Minuten vorsichtig gedreht, war das Hämatokrit sofort wieder auf 32 angestiegen. Ein deutlicher Beweis für die beträchtliche Sedimentation der Erythrozyten bei einer Durchströmungsgeschwindigkeit von 300 ml pro Minute.

Im unteren Teil der Abb. 2 sehen wir die Hämatokritwerte der verabreichten Konserven vor und nach Auffüllung der Spule, daneben sind die Werte des Dialysators vor und nach dem Schütteln zur Darstellung gebracht und als letztes die durchschnittlichen Werte des gesamten Untersuchungsmaterials vor und nach der Dialyse. Der Hämatokrit war von 28 auf 26 abgesunken.

Obwohl, wie bereits erwähnt, das Blut durch die in der Spule verbliebene Kochsalzlösung eine bestimmte Verdünnung erfährt, dürfte diese bei einer Ultrafiltration von 3000 ml keine bedeutende Rolle spielen.

Wenn auch die Differenz im Endresultat der Untersuchungen nicht sehr wesentlich erscheint, so hielten wir es für notwendig, anhand der vorher gezeigten eindeutigen Fälle auf diese, oft nicht berücksichtigte Komplikation hinzuweisen.

Literatur beim Verfasser

Anschrift des Verfassers:

Dr. *K. Todoroff*, Urolog. Univ.-Klinik, Wien IX, Alserstraße 4 (Österreich)

Diskussion zu den Vorträgen 8 und 9

KOPP bestätigte die Beobachtungen von TODOROFF. Er sagte: Der beobachtete Hämatokritabfall hat auch mich veranlaßt, die vorher durch die Spule durchgepumpte Flüssigkeit möglichst auszuleeren und dann erst das Blut in die Spule zu füllen. Die jetzt abgenommenen Hämatokritproben haben deutlich höhere Werte ergeben.

Eine Bemerkung zur Druckmessung: Da diese – wie ich annehme – immer am Ende der Spule vorgenommen wird, möchte ich aufmerksam machen, daß es sich nicht um einen hydrostatischen, sondern um einen hydrodynamischen Druck handelt. Um die genaue Differenz zwischen diesen beiden Druckarten herauszubekommen, müßte sich die Druckmeßzelle direkt im Schlauchsystem befinden, und die Länge des Schlauches sowie das Füllvolumen mitberücksichtigt werden. Es wäre der Druck des arteriellen und venösen Schenkels zu messen und davon ein Mittelwert zu nehmen. Man muß auch ein physikalisches Phänomen beachten, dem man bisher noch keine Aufmerksamkeit geschenkt hat. Der osmotische Druck ist von der absoluten Temperatur einer Flüssigkeit abhängig und dieser direkt proportional. Bei einer äquimolaren Flüssigkeit im Temperaturbereich von 40 Grad macht $1/10$ Grad Temperaturunterschied eine osmotische Druckdifferenz von 300 mMol aus. Wenn also in das Dialysiersystem ein Blut hineingepumpt wird, das auch nur $1/10$ Grad kälter ist als das Dialysat, dann hat man einen wesentlich höheren osmotischen Druck im Blut. Die Folge ist, daß über die ganze Strecke bis zum Erreichen der Isothermie eine Wasserwanderung vom wärmeren Dialysat in das kältere Blut stattfindet. Das heißt, daß in dieser Zeit keine Dialyse erfolgt. Für die effektive Ultrafiltrationsleistung aus der Spule ist dies nicht von sehr großem Interesse, da die tatsächlich transportierte Flüssigkeitsmenge nicht sehr groß ist. Für die Peritonealdialyse bedeutet das natürlich den umgekehrten Vorgang. Wenn bei der Peritonealdialyse ein kälteres Dialysat in den Bauchraum hineinkommt, findet ein aktiver osmotischer Wassertransport durch die Peritonealmembran in das Dialysat statt, was in diesem Fall die Diffusion und den Stoffaustausch unterstützt. Wir haben die Temperatur des Blutes vom Scribner-Shunt bis zur Spule gemessen und haben bei einer Durchströmungsgeschwindigkeit von 300 ml/min. direkt vor dem Eintritt in die Spule niemals Temperaturen über 35 Grad gemessen. Das Blut kommt also bei jenem künstlichen Nierenmodell, das nicht mit einem kälteren Dialysat arbeitet, kühler als das letztere in das Schlauchsystem. Das heißt, daß mindestens in den ersten drei Windungen der Chron-a-Coil-Niere überhaupt keine Dialyse stattfindet.

10.

Aus der I. Chirurgischen Universitätsklinik und der Urologischen Universitätsklinik Wien (Österreich)

Veränderungen des Blutvolumens durch Hämodialyse mit der Spulenniere

Von H. VAGACS und P. P. FIGDOR

Untersuchungen über Veränderungen des Blutvolumens während der Hämodialyse mit dem Rotationsdialysator, mit dem Plattendialysator und mit der Spulenniere wurden bereits früher veröffentlicht. Wir stellen uns in unseren Untersuchungen die Aufgabe, die Veränderungen des Blutvolumens durch die Hämodialyse mit der Spulenniere in Abhängigkeit vom Ausgangsvolumen und der während der Hämodialyse zugeführten Anzahl der Blutkonserven zu erfassen.

Zur Hämodialyse verwendeten wir die zweibahnige Spulenniere (seltener die dreibahnige), mit arterio-venösem Anschluß, der Antrieb erfolgte durch eine Sigma-

Pumpe. Das Füllvolumen des zweibahnigen Systems betrug 1600 ml physiologischer Kochsalzlösung, das der dreibahnigen 2100 ml; während der Hämodialyse wurden 2–5, in Ausnahmefällen 6 Blutkonserven verwendet. Das Durchflußvolumen betrug 200–350 ml/min, der Systemdruck durchschnittlich 160 mm Hg, in Ausnahmefällen 100 mm Hg oder 230 mm Hg.

Das Blutvolumen wurde unmittelbar vor und nach der Dialyse mit dem von Williams und Fine beschriebenen Volemetron bestimmt. Die Meßsubstanz ist an Humanalbumin gebundenes J^{131}, dessen freier Anteil etwa 2–3 % beträgt. Die Meßgenauigkeit des Volemetrons ist $\pm$ 3 %. Als exaktester Bezugswert des Normalvolumens erwies sich uns die aus der Körperlänge und dem Körpergewicht nach der Formel von Du Bois zu ermittelnde Körperoberfläche, wobei nicht das meist zur Zeit der Messung reduzierte Körpergewicht, sondern das sogenannte „Normalgewicht" des Patienten als Ausgangswert herangezogen wurde. Unter einer größeren Anzahl von Messungen, über die wir zum Teil bereits an anderen Stellen berichteten, erwies sich uns dies als der genaueste Weg zur Ermittlung des Normalvolumens. Beim Mann beträgt dieses Normalvolumen etwa 2,7 l/m², bei der Frau 2,5 l/m² KOF. Das auf Grund nur des Körpergewichtes ermittelte aktuelle „Normalvolumen", das bei Untergewichtigen über der Norm liegen kann, wird damit korrigiert.

Die Messungen wurden an 19 Patienten durchgeführt.

In 10 Fällen war das Ausgangsvolumen unter der Norm, es bestand ein Volumendefizit von durchschnittlich 5–10 % meist bei chronischem Nierenversagen, von 20 % in einem Fall von akutem Nierenversagen nach Perforationsperitonitis. In 5 Fällen war das Ausgangsvolumen der Norm entsprechend, in den restlichen 4 bestand ein „Übervolumen" von 10 %, in allen diesen Fällen war das Erythrozytenvolumen gegenüber der Norm vermindert.

In den Fällen mit vermindertem Ausgangsvolumen kam es nach der Dialyse zu einem Volumsanstieg von durchschnittlich 270–300 ml, mit einer Streuung von 200 bis 400 ml, wobei der durchschnittliche Anstieg des Erythrozytenvolumens höher war als dem Haematokrit der Blutkonserven entsprach. Trotz des Volumenanstieges betrug der Gewichtsverlust durchschnittlich 1,3 kg. Bei einem dem Normalvolumen entsprechenden Ausgangsvolumen kam es zu einem Volumendefizit von durchschnittlich 150 ml, mit einer Streuung von 0–500 ml, der durchschnittliche Erythrozytenverlust betrug 90 ml bei einem Gewichtsverlust von 1,6 kg.

In den 4 Fällen von Übervolumen, 2 Fällen akuten Nierenversagens und 2 mit chronischem Nierenversagen kam es zu einem Volumensverlust von 400 ml, die Veränderungen des Erythrozytenvolumens schwankte von einem Plus von 180 ml bis zu einer Abnahme von 300 ml. Der Gewichtsverlust betrug hier durchschnittlich 1,8 kg.

Bezogen auf die Anzahl der während der Hämodialyse zugeführten Blutkonserven zeigt sich, daß auch bei einer Zufuhr von 3 Blutkonserven der Volumverlust gerade noch ausgeglichen ist und erst bei einer Zufuhr von 5 Blutkonserven ein bescheidener Auffüllungseffekt erzielt werden kann. Dies erklärt sich zum Teil aus der Größe des Dialysensystems, das noch während der Dialyse um 100 ml zunimmt, zum Teil aus der Ultrafiltration.

Unter Berücksichtigung der Blutvolumveränderungen wird aus dem Gewichtsverlust auf eine Verminderung der extravaskulären Flüssigkeit geschlossen; unabhängig von Volumanstieg oder -abfall kann so eine durchschnittliche Verringerung der extravaskulären Flüssigkeit um 1000–1400 ml errechnet werden. Die größten Gewichts-Volumenverluste wurden nach Anwendung hoher Systemdrucke, 200 bis 230 mm Hg, gefunden.

Die Kreislaufwerte blieben in den meisten Fällen stabil; wie auch andere Autoren feststellten, standen die Änderungen in keinem engen Zusammenhang mit Volumverschiebungen.

Die Volumzunahme bei bestehendem Defizit betont die Wichtigkeit eines ausgeglichenen Blutvolumens oder wenigstens einer ausgeglichenen Füllung des Gefäßsystems, die der Organismus sogar entgegen der gegenläufig wirkenden Ultrafiltration und somit entgegen dem Defizit des extravaskulärem Raumes mit Hilfe des osmotischen und onkotischen Druckes einzuhalten bestrebt ist. Bei annähernd ausgeglichenem Blutvolumen scheint die Stärke der Ultrafiltration über die Einhaltung der Homöostase des Gefäßvolumens zu überwiegen, die Volum- und Gewichtsverluste sind größer und daher auch am größten in der Gruppe mit Übervolumen.

Wie die beiden Gruppen, die mit Volumdefizit und die mit ausgeglichenen Volumen zeigen, kommt es zum Einpendeln auf ein unter dem Normalvolumen liegendes Niveau als Ausdruck eines Gewichtsverlustes, durch Ultrafiltration erzwungenen Flüssigkeitsverlustes, und der im Sinne der Homöostase wirkenden Auffüllung des Gefäßsystems. Es ergibt sich ein Zusammenhang zwischen Volumänderungen und Ultrafiltration, die druckabhängig und somit im Verein mit der Anzahl der zugeführten Blutkonserven regulierbar ist.

Diese Untersuchungen lassen auf die Notwendigkeit schließen, Hämodialysen unter Kontrolle des Blutvolumens durchzuführen, da kein einfacher klinischer Parameter (Blutdruck, Pulsfrequenz, Körpergewicht) eine Aussage über das Ausgangsvolumen und die während der Dialyse eintretenden Volumsveränderungen erlaubt. Die Bestimmungen des zentralen Venendruckes ist aufwendiger als die Volumenbestimmungen mit dem Volemetron. Unter Kontrolle des Blutvolumens hat sich die Gabe von wenigstens 3–4, auch 5 Blutkonserven, als notwendig erwiesen, um den während der Dialyse bedingten Volumverlust zum Teil wenigstens ausgleichen zu können.

Literatur beim Verfasser

Anschrift der Verfasser:

Dr. *H. Vagacz* und Dr. *P. P. Figdor*, I. Chirurg. Univ.-Klinik, Wien IX, Alserstraße 4 (Österreich)

Diskussion zum Vortrag 10

FIGDOR bemerkte zur Frage der Volumänderungen, er glaube den Referaten entnommen zu haben, daß diese keine besondere Bedeutung hätten. Zumindest waren die gefundenen Werte nicht mit nennenswerten Kreislaufstörungen während der Dialyse in Relation zu bringen. Das spricht eigentlich gegen die Erfahrung, die wohl jeder gemacht hat, daß bei Schlechterwerden des Kreislaufes während der Hämodialyse die Verabreichung von Blut die Situation wesentlich bessere. FIGDOR fragt Herrn VALEK, der ja eine große Anzahl von hämodynamischen Untersuchungen gemacht hat, ob auch Volumuntersuchungen durchgeführt wurden. Es würde interessieren, ob der Abfall des cardiac output den Volumänderungen parallel geht.

VALEK: Unsere Untersuchungen bezüglich der Hämodynamik während der Dialyse wurden nur dann durchgeführt, wenn die genannten Faktoren sich nicht verändert hatten. Wir benutzten einen Dialysator mit kleinem Blutfüllvolumen (150 ml), das sich im Verlauf der Dialyse nicht ändert (Skeggs-Leonards-Niere Sowjetischer Produktion, Dialysationsfläche 1,5 m² Dialysance 145 ml/min. Urea bei einem Durchfluß von 200 ml/min.) und schlossen diejenigen Dialysen aus, in deren Verlauf es zu pyrogenen Reaktionen kam und bei denen sich die Hydratation und das Volumen des zirkulierenden Plasmas bzw. Blutes änderten. Die berichteten Ergebnisse betrafen Fälle mit unverändertem Blutdruck, konstantem Körpergewicht und Blutvolumen, Eiweiß und Hämatokrit. Nur unter diesen Bedingungen wurde die Herztätigkeit untersucht. Dabei fanden wir das Herzminutenvolumen wohl größer als vorher, aber bei beträchtlicher Zunahme der Pulsfrequenz. Die Vergrößerung des Herzminutenvolumens wurde also durch eine Pulsfrequenzsteigerung erreicht, während das Herzschlagvolumen selbst abgenommen hatte. Die deutlichsten Veränderungen haben wir in den ersten beiden Stunden der Dialyse gefunden.

Am Tag nach der Dialyse lagen wieder Werte wie vor der Dialyse vor. Ich weiß nicht, was diese Veränderung verursacht hat. Bevor wir diese Untersuchungen gemacht hatten, glaubten wir, daß die Dialyse keine Kreislaufbelastung darstellt. Die Blutmenge im Dialysator hatte sich nicht wesentlich geändert und es ist auch schwer sich vorzustellen, daß bei einer Strömungsgeschwindigkeit von 200 ml/min., dies eine Belastung für das Herz darstellen würde. Vielleicht verhält es sich hierbei wie bei einem untrainierten Menschen, der plötzlich einer Belastung ausgesetzt ist, zumindestens lassen sich dabei ähnliche Veränderungen beobachten. Das Herzminutenvolumen wird größer, und zwar durch einen beträchtlichen Anstieg der Pulsfrequenz. Ähnlich könnte die Hämodialyse für den Urämiker eine Kreislaufbelastung darstellen.

KLÜTSCH: Ich wollte zu der Bemerkung von Herrn FIGDOR noch etwas sagen, bezüglich des Einflusses der Dialyse auf die Hämodynamik. Ich habe ja zufällig die Daten von HOLMES aufgeschrieben. Er hatte bei 9 Pat. vor und während der Hämodialyse Blutvolumsbestimmungen und Herzzeitvolumsbestimmungen durchgeführt. Er fand im Mittel einen cardiac output von 4,29 und ein Blutvolumen von 4 Liter. Eine Reduktion des Blutvolumens auf 3,7 Liter hatte bereits einen Abfall des Herzminutenvolumens auf 3,24 Liter pro Min. zur Folge. So glaube ich also, daß tatsächlich, was auch aus Tierexperimenten bekannt ist, die Abnahme des Blutvolumens auf hypovolämische Werte vom Organismus mit erheblicher Reduktion des Herzminutenvolumens beantwortet wird.

Zu Herrn VAGACS: Ihr Schluß, daß man, wenn das Blutvolumen abnimmt, Blut geben sollte, mehr als die 2–3 Konserven zur Füllung des Dialysators, ist meines Erachtens nicht zwingend, denn was Sie abpressen während der Dialyse, ist ja im Grunde genommen nichts anderes als Ringerlösung. Wenn Sie also anstatt Blut Ringerlösung nehmen würden, und zwar der Ultrafiltratmenge entsprechend, dann müßte meines Erachtens das Blutvolumen konstant bleiben.

VAGACS: Vielleicht ist in meinem Referat nicht ganz deutlich herausgekommen, daß bei Gabe von nur 2 Konserven der Volumsverlust stärker war. Es könnte möglicherweise eine Rolle spielen. Aber die Meßwerte als solche haben doch gezeigt, daß erst bei einer Gabe von 3 Konserven ein ausgeglichenes Volumen erzielt werden konnte und darüber hinaus, bei 5 Konserven, ein mäßiger Volumanstieg.

11.

Aus der Chirurgischen Universitätsklinik Münster i. W.

Abhängigkeit zwischen Blutdruck, Blutvolumen und Körpergewicht bei niereninsuffizienten Patienten

Von P. H. KRASEMANN

Zu den häufigen Symptomen der Niereninsuffizienz zählen Hypertonie und Ödeme. Da die Hämodialyse jetzt durch steuerbare Ultrafiltration den Entzug von

Flüssigkeit aus dem Körper ermöglicht, können wie in einem Experiment Zusammenhänge zwischen Blutvolumen, Körpergewicht und Blutdruck untersucht werden. Es wird gezeigt, daß das Blutvolumen in linearer Abhängigkeit zum Körpergewicht steht, es schwankte bei den untersuchten Patienten zwischen 4,2 Liter bei einem 50 kg schweren und 5,8 Liter bei einem 70 kg schweren Patienten. 44 Messungen zu Beginn und nach Beendigung der Dialysen bei 15 Patienten durchgeführt, ergaben eine mittlere Abnahme des Blutvolumen um 13 % und des Körpergewichts um 3,4 %. Das Ausmaß der Volumenabgabe ist abhängig von der Dialysedauer, dem hydrostatischen Druck im Dialysator, dem osmotischen Druckgradienten zwischen Blut und Waschflüssigkeit sowie selbstverständlich von den Infusionsmengen. Als größte Volumenverminderung wurde eine Abnahme von 3,59 auf 2,27 Liter, das sind 37 %, gemessen. Dabei sank das Körpergewicht von 36,5 auf 34,6 kg, das sind 5 %. Zweimal betrug die Gewichtsabnahme 7 % bei einer Verminderung des Blutvolumens um 28 bzw. 29 %. Obwohl das Körpergewicht innerhalb weniger Stunden um 5 bis 7 % und das Blutvolumen sogar um 28 bis 37 % vermindert wurden, blieben systolischer und diastolischer Blutdruck im Mittel konstant. Auch dann, wenn im Verlauf der Dialysen das Körpergewicht bis zu 7 % absank und der Hämatokrit bis 40 % anstieg, zeigten systolischer und diastolischer Blutdruck im Mittel keine ansteigende oder abfallende Tendenz. Die Ausgangswerte lassen sich in 3 Gruppen unterteilen. In der ersten Gruppe korrelieren kleines Körpergewicht und kleines Blutvolumen, in der zweiten Gruppe großes Gewicht und großes Volumen und in der dritten kleines Körpergewicht und großes Blutvolumen.

Die Verschiebung der Ausgangswerte von der ersten zur zweiten Gruppe ist Ausdruck einer allgemeinen Flüssigkeitseinlagerung, sowohl intra- als auch extravasal. Die günstige Entwicklung von der zweiten zur dritten Gruppe ist unseres Erachtens bedingt durch einen Anstieg des Plasmaeiweißspiegels von durchschnittlich 6,79 auf 7,14 % als Ausdruck einer durch intensive Behandlung erzielten Besserung des Allgemeinzustandes. Bei einem Patienten mit chronischer normotensiver Niereninsuffizienz wurde trotz gleichartiger Durchführung der Dialysen 8mal ein Anstieg und 5mal ein Abfall des Blutdruckes gemessen. In beiden Gruppen betrug die mittlere Volumenverminderung 23,5 % und die Gewichtsabnahme 4,5 %. Ursachen dieses unterschiedlichen Blutdruckverhaltens sind möglicherweise Veränderungen des Serum-Natrium- und Serum-Kochsalzspiegels. Blieben Natrium und Kochsalz konstant, stieg der Blutdruck während der Dialyse leicht an, im Mittel um 6 %. Wurden Serumnatrium bzw. Serumkochsalz um 21 bzw. 29 mg % verringert, fiel der Blutdruck leicht ab. Ein anderer Patient wurde durchschnittlich 4,5 Stunden mit einem hydrostatischen Druck von 260 mm Hg dialysiert. Während das Blutvolumen im Mittel um 24 % abnahm, und der Hämatokrit um 20 % anstieg, blieben systologischer und diastolischer Blutdruck im Mittel konstant. Das Körpergewicht dieses Patienten wurde während der 13 Dialysen durchschnittlich um 1,6 kg, das Blutvolumen durchschnittlich um 0,8 Liter verringert. Der durch die Ultrafiltration erzielte Flüssigkeitsentzug setzt sich zu Ende der Dialyse je zur Hälfte aus intra- und extravasalem Wasser zusammen. Die Untersuchungen zeigen, daß der niereninsuffiziente Patient erhebliche Volumenverminderungen, die sich innerhalb weniger Stunden entwickeln, durch Anpassung seines Gefäßsystems auszugleichen vermag, ohne schwerwiegende Störungen seines Kreislaufes zu erleiden. Allerdings ist einschränkend festzustellen, daß diese Messungen bei Patienten mit anhypertoner chronischer Niereninsuffizienz oder mit nur mäßiger Hypertonie beim akuten Nierenversagen durchgeführt wurden.

Bestehen bei maligner Hypertonie bereits hochdruckbedingte irreversible Gefäß-veränderungen, ist diese Anpassungsfähigkeit eingeschränkt bis erloschen. Daher rufen rasche Volumenverminderungen eine Verkleinerung der Blutdruckamplitude sowie der Pulsfrequenz hervor. Die Infusion von 500 ml Blut beseitigte aber dann sofort die bedrohlichen Kreislaufveränderungen. Dies konnte bei einer 19jährigen Patientin mit maligner Hypertonie infolge pyelonephritischer Schrumpfniere beob-achtet werden. Der Blutdruck betrug zu Beginn der chronischen Dialysebehandlung 200/150 mm Hg. Mit Abnahme des Körpergewichts sank er auf 150/100 mm Hg, um dann mit Zunahme des Körpergewichtes wieder die Ausgangswerte zu erreichen. Die bilaterale Nephrektomie führte wohl zur sofortigen Normalisierung des Blut-druckes. Dieser Effekt klang jedoch nach 6–7 Tagen wieder ab. Mit zunehmendem Körpergewicht betrug der Blutdruck 220/120 mm Hg. In einem Fall von chronischer intrakapillären Glomerulonephritis sank der Blutdruck nach der Operation ab, er-reichte aber 6 Tage nach der Operation wieder seine ursprüngliche Höhe, obschon der Serumkochsalzspiegel und das Körpergewicht gleichgeblieben waren.

Diese Beobachtungen zeigen, daß die renale Hypertonie Folge einer durch die kranken Nieren ausgelösten Kreislaufstörung ist, die sich nach der beiderseitigen Nephrektomie nur vorübergehend zurückbildet und nachher in höchstem Grade von Schwankungen des Körpergewichtes und des Blutvolumens abhängig wird, so daß bereits geringe Überwässerungen ein Lungenödem oder zerebrale Krampfanfälle auslösen können.

Literatur beim Verfasser

Anschrift des Verfassers:
Dr. *P. H. Krasemann*, Chirurg. Univ.-Klinik, 44 Münster/Westf.

Diskussion zum Vortrag 11

Über die Frage *Hypertonie und Dialyse* entspann sich folgende Debatte: FIGDOR berichtete zunächst über die Ansicht von TOUSSIN aus Brüssel, daß die auf die Dialyse nicht reagie-rende Hypertonie durch die beiderseitige Nephrektomie zu senken wäre; dem wurde aber von mehreren Nephrologen widersprochen und es wurde behauptet, daß es keine Hyper-tonie gäbe, die nicht mit der chronischen Dialyse behandelbar wäre. MICHIELSEN kritisierte dies und wies darauf hin, daß manche Dialysezentren, die ihre Patienten auswählen, die lange bestehende Hypertonie von der Behandlung überhaupt ausschließen. Berichte dieser Zentren sind daher nicht maßgebend. MICHIELSEN machte die Erfahrung, daß man manch-mal mit Entwässerung und Senkung des Kochsalzspiegels eine Hypertonie anfänglich bes-sern könne, daß ein Dauereffekt jedoch ausbleibt. Wenn man dann noch die Nephrektomie ausführt, könne man wieder einen Abfall des Blutdruckes registrieren, und zwar für längere Zeit. KERR ist der Ansicht, daß der Blutdruck nach einer Nephrektomie leichter in Kon-trolle zu halten sei. Er zeigte aber auch eine Schwierigkeit auf, die nach einer Blutdruck-senkung entstehen kann, nämlich schwere periphere Durchblutungsstörungen. FRITZ machte auf ein Referat von SCRIBNER aufmerksam; die schlecht behandelbaren Hypertoniker aus der Gruppe der chronisch Dialysierten seien wahrscheinlich diejenigen, die die Kochsalz-beschränkung nicht einhalten. KERR beantwortete die Frage, ob er eine Spülflüssigkeit mit niedriger Kochsalzkonzentration benütze, mit nein. Seine Dialysestation sei an eine zen-trale Verteilungsstation angeschlossen und es wird einheitlich eine Kochsalzkonzentration von 100 mÄq/l verwendet.

12.

Aus der Medizinischen Universitätsklinik Tübingen

131Jod-Albumin-Verteilungsraum bei Peritonealdialysen

Von R. Diem

Untersuchungen über das Verhalten des Blutvolumens von Kolff', Wolf, Need, Dürr, Kaufmann und Gottwieg zeigten, daß während der Hämodialyse in Abhängigkeit vom Dialysemodell erhebliche Schwankungen des zirkulierenden Blutvolumens eintreten können. Als besonderer Vorteil der Peritonealdialyse gegenüber der Hämodialyse wird die geringere Kreislaufbelastung angesehen. Allerdings gibt es Beobachtungen über das plötzliche Auftreten von Kollapszuständen infolge eines unkontrollierten, meist zu raschen Flüssigkeitsentzuges. Uns interessierte die Frage, inwieweit sich ein starker Flüssigkeitsentzug auf das zirkulierende Blutvolumen auswirkt und inwieweit sich Beziehungen zwischen Veränderungen des Körpergewichtes, des Hämatokrit und solchen des totalen Blut- bzw. Plasmavolumen feststellen lassen.

Die Peritonealdialysen wurden mit der von Klütsch angegebenen Technik durchgeführt. Die Steuerung des Flüssigkeitsentzuges durch wahlweise Verwendung einer hyperosmolaren Dialyselösung, wie auch die Flüssigkeitszufuhr und der parenterale Flüssigkeitsersatz richteten sich allein nach den klinischen Erfordernissen. Das totale Blutvolumen wurde unmittelbar vor und nach der Peritonealdialyse mit dem von Williams und Fine beschriebenen Volumetron mittels 131Jod markiertem Humanalbumin bestimmt. Insgesamt wurden 60 Blutvolumensbestimmungen bei 30 Peritonealdialysen an 10 Patienten (9 Männern und 1 Frau) durchgeführt. Die Messungen ergaben eine erhebliche Streuung der verschiedenen Blutvolumina. Diese Volumina nehmen auf Kosten des Plasmavolumens ab, und zwar im Mittel um 0,8 Liter. Es gelang, das vorher deutlich erhöhte Plasmavolumen der Norm anzunähern. Die Abnahme des totalen Blutvolumen während der Peritonealdialyse, vor allem auf Kosten des Plasmavolumen, ist statistisch signifikant. Wenn man die Einzelfälle unseres untersuchten Kollektivs analysiert, so ergibt sich bei 7 Dialysen eine Abnahme des zirkulierenden Blutvolumens von über 1000 ml bei einem Maximum von 1600 ml. Bei 11 Dialysen lag die beobachtete Minderung des Blutvolumens zwischen 600 und 900 ml, weitere 7 Dialysen zeigten eine Abnahme zwischen 250 und 600 ml. Bei 5 Dialysen blieb das totale Blutvolumen unverändert. Bei einem Patienten stieg es bis auf maximal 500 ml an. Dieser Patient erhielt während der Peritonealdialyse eine Transfusion von 500 ml. An Hand von weiteren Beispielen wird demonstriert, daß das Verhältnis des Blutvolumens während der Dialyse unterschiedlich ist. Meistens jedoch wird eine Abnahme des totalen Blutvolumens auf Kosten des Plasmavolumens bei gleichbleibenden rotem Zellvolumen festgestellt.

Auf Grund der mitgeteilten Befunde ergeben sich folgende Gesichtspunkte: 1. Die Untersuchungen über das Verhalten des zirkulierenden Blutvolumens bei Kranken mit chronischer Niereninsuffizienz haben gezeigt, daß das totale Blutvolumen vor Behandlungsbeginn bereits eine sehr breite Streuung aufweist, es finden sich somit die Befunde von Bock und Mitarbeiter bestätigt. Diese Autoren fanden bei Niereninsuffizienz einmal eine vermehrte, normale oder auch eine verminderte Gesamtblutmenge bei stets vermindertem roten Zellvolumen. 2. Die bei 25 von 30 Dialysen beobachtete Reduktion des totalen Blutvolumens und Plasmavolumens ist Folge des während der Behandlung stattfindenden Flüssigkeitsentzuges. Die von uns verwendete Dialyselösung mit einer Glukosekonzentration von 1,5 % stellt mit 300 mMol/l eine im Vergleich zum Plasma hypertone Lösung dar. Nach eigenen Untersuchungen findet durch Einstrom von Wasser aus Blut und Gewebe nach einer Äquilibrierzeit von 90 Min. ein völliger osmotischer Ausgleich statt. Bei der Verwendung einer höher konzentrierten Dialyselösung von 679 mOsmol/l werden nach einer Äquilibrierzeit von nur 30 Min. bereits pro Liter instillierte Lösung 400 ml Wasser zusätzlich in den Abdominalraum abgegeben. 3. Das Ausmaß des Flüssigkeitsentzuges spiegelt sich in der Gewichtsabnahme wider, die im Mittel 3 und maximal 6–7,5 kg betragen hat. Entgegen unseren Erwartungen konnten wir eine Korrelation zwischen Körpergewichtsabnahme und Verminderung des totalen Blutvolumens bzw. Plasmavolumens nicht feststellen. 4. Laufende Kontrollen von Blutdruck und Pulsfrequenz ergaben, daß trotz zum Teil erheblicher Minderung des zirkulierenden Blutvolumens bei keinem der untersuchten Fälle ein Volumenmangelkollaps aufgetreten ist. Der Grund hierfür ist darin zu suchen, daß der Flüssigkeitsentzug innerhalb einer relativ langen Zeit von 35 bis 48 Stunden erfolgt ist, so daß eine Anpassung des Kreislaufes an diese Volumensänderung möglich war. Ein weiterer Grund dürfte darin bestehen, daß eine partielle Volumensubstitution bei uns immer dann erfolgte, wenn die Mehrausscheidung an Flüssigkeit durch den Abdominalraum 3000 ml überschritt. 5. Die von uns beobachtete Minderung des Blutvolumens ist vom hämodynamischen Standpunkt deshalb als wünschenswert anzusehen, weil dadurch die bei der Mehrzahl der Fälle vorhandene Hypervolämie beseitigt werden kann und damit eine Entlastung besonders des pulmonalen Anteils des Niederdrucksystems möglich ist. Zusammenfassend zeigten somit die Untersuchungen, daß es durch die Peritonealdialyse zu einer Abnahme des totalen Blutvolumens und des Plasmavolumens bei ungefähr gleichbleibendem rotem Zellvolumen kommt. Bei keinem der untersuchten Fälle ist ein Volumenmangelkollaps aufgetreten. Es kam jedoch zu einer hämodynamisch erwünschten Reduzierung der Hypervolämie und somit auch zu einer verminderten Füllung des Niederdrucksystems.

Literatur beim Verfasser

Anschrift des Verfassers:

Dr. *R. Diem*, Medizin. Univ.-Klinik, 74 Tübingen

13.

Aus der Medizinischen Universitätsklinik Würzburg

Ergebnisse der Peritonealdialyse bei hydropischer Niereninsuffizienz

Von K. Klütsch

Die Peritonealdialyse bietet zum Unterschied zur Hämodialyse auch noch bei blutungs- und schockgefährdeten Patienten die Möglichkeit einer effektiven relativ risikoarmen Korrektur des Reststickstoffes und der Elektrolyte. Wir haben in ungefähr 10 Monaten bei insgesamt 36 Patienten 157 Peritonealdialysen durchgeführt. Bei einer mittleren Dialysedauer von 26,4 Stunden und einer dabei ausgetauschten Flüssigkeitsmenge von 55,6 Litern konnte der R.N. im Mittel von 97,7 auf 63,2 mg% gesenkt werden. Gleichzeitig fiel die Harnsäure von 9,5 auf 5,7 mg%, das Kreatinin von 12,5 auf 7,75 mg% ab, während das Calcium geringgradig von 3,76 auf 4,14 mÄq/l anstieg, und das Phosphat von 2,77 auf 1,72 mÄq/l zurückging. Es kam zu einem minimalen Rückgang des Serumeiweiß von 5,8 auf 5,56 im Mittel. Sofern keine Anzeichen einer cardiovasculären Dekompensation bzw. manifeste oder latente Ödeme vorhanden waren, erfolgten die Dialysen mit Peritofundin I. 44 Dialysen wurden wegen bestehender Herz- oder hydropischer Niereninsuffizienz mit Peritofundin II durchgeführt und einer Glukosekonzentration von 7 %. Mit dieser hyperosmolaren Lösung konnten zum Teil Gewichtsverluste bis zu 13 kg im Verlaufe einer einzigen Dialyse erzielt werden. Ein derartig drastischer Entzug der extra- und intravasal zirkulierenden Flüssigkeit wird sicherlich auch mit Veränderungen des intravasalen Volumens verbunden sein. Wir haben zur Klärung dieser Frage bei insgesamt 73 Patienten unmittelbar vor und nach der Peritonealdialysen das Blutvolumen mit radioaktivem Jod bestimmt. Dabei ergab sich im Kollektiv eine Abnahme von 5482 ml auf 4922 ml, d. h. – 560 ml. Diese Abnahme war fast ausschließlich durch Verkleinerung des Plasmavolumens bedingt, da das Erythrozytenvolumen mit 1160 ml vor und 1140 ml nach der Dialyse im Mittel nahezu konstant geblieben war. Bei einem 18jährigen Patienten mit einer chronischen Glomerulonephritis mit nephrotischem Einschlag erfolgte am 26. 5. eine Dialyse, die mit Peritofundin I durchgeführt wurde, wobei das Blutvolumen um 200 ml im Mittel abnahm, und es zu einem Gewichtsverlust von 1,5 kg gekommen war. Am 17. 7., als deutliche Zeichen eines nephrotischen Ödems mit Flüssigkeitsretention bestand und das Körpergewicht auf nahe 80 kg angestiegen war, erfolgte eine Dialyse mit Peritofundin II. Es konnte ein Gewichtsverlust von 8,1 kg erzielt werden, gleichzeitig ging das Blutvolumen um 1030 ml zurück, was also einem fraktionellen Anteil von etwa 12,5 % der insgesamt entzogenen Flüssigkeitsmenge entsprach.

Ein 55jähriger Patient mit einer chronischen Pyelonephritis, einer renalen Hypertonie wird seit Anfang dieses Jahres unter anderem wegen rezidivierenden Flüssigkeitsretentionen und Neigungen zum Lungenödem intermittierend peritoneal dialysiert. Bei ihm erreichte der Flüssigkeitsverlust unter der Dialyse 13 kg maximal, das Blutvolumen nahm um 500 bis 1630 ml im Mittel ab. Bei einer 53jährigen Patientin mit einer chronischen Pyelonephritis hatten wir keinerlei Probleme hinsichtlich der Flüssigkeitsbalance. Das Körpergewicht blieb unter der Dialyse nahezu konstant. Es ging um maximal 1,5 kg zurück, während beim Blutvolumen immerhin Schwankungen bis um 500 ml auftraten. Im Kollektiv zeigte sich bei der Korrelation von Gewichtsverlust und Abnahme des Blutvolumens allenfalls eine schwach lineare Bezeichnung, d. h. Patienten mit dem größten Gewichtsverlust von 8 kg hatten erwartungsgemäß auch die größte Abnahme ihres initial erhöhten Blutvolumens zu verzeichnen. Keinesfalls kann man jedoch aus einer bestimmten Abnahme des Körpergewichtes Rückschlüsse auf eine Reduktion des Blutvolumens ziehen. Die dargelegten Befunde sollten zunächst einmal zeigen, daß mit der Peritonealdialyse ein extra- und intravasaler Flüssigkeitsentzug erzielt werden kann, wie er mit der Hämodialyse nur in Ausnahmefällen erreicht wird. Der sich bei der Peritonealdialyse über mehr als 24 Stunden erstreckende konstinuierliche Flüssigkeitsentzug stellt nach unserer Auffassung eine wesentlich geringere Kreislaufbelastung als eine gleiche Flüssigkeitsentfernung durch eine 6–8stündige Hämodialyse dar. Trotzdem besteht auch bei der Peritonealdialyse die Gefahr einer akuten Hypovolaemie mit daraus resultierendem Kreislaufkollaps. So waren 3 unserer Dialysen wegen einer hyperosmolaren Lösung durch einen plötzlichen Abfall des arteriellen Blutdruckes, davon in einem Fall verbunden mit einem synkopalen Anfall, kompliziert. Durch sofortige i. v. Flüssigkeitssubstitution in Form einer Ringerlösung konnte der Blutdruck jedoch in wenigen Minuten stets wieder stabilisiert werden. Derartige Komplikationen sollten durch wiederholte Volumenbestimmungen während der Dialyse vermeidbar werden.

Literatur beim Verfasser

Anschrift des Verfassers:
Prof. Dr. *K. Klütsch,* Medizin. Univ.-Klinik, 87 Würzburg

14.

Aus der Urologischen Universitätsklinik Wien (Österreich)

Erfahrungen mit Peritonealdialyse an einer Station, an der vorwiegend Hämodialysen durchgeführt werden

Von B. Aberle

Mit 2 Tabellen

Dieser Bericht über 99 Peritonealdialysen bei 40 Patienten kommt aus einer Station, die erst seit einem Jahr intensiver die Peritonealdialyse eingesetzt hat.

Tab. 1

Haemodialysen seit Oktober 1963

Oktober 1963 bis Oktober 1965	91 Dialysen	30 Patienten
Oktober 1964 bis Oktober 1965	171 Dialysen	37 Patienten
Oktober 1965 bis Oktober 1966	174 Dialysen	40 Patienten
Peritonealdialysen		
Oktober 1965 bis Oktober 1966	99 Dialysen	40 Patienten
1 Dialyse = 8—114 Stunden		
arithm. Mittel = 36 Stunden		

In der Tabelle 1 sind die Dialysen seit 1963, jeweils von Oktober bis Oktober, angegeben. Man sieht, daß sich die Anzahl der Patienten im letzten Jahr verdoppelt hat. Die Zahl der Hämodialysen ist nicht weiter angestiegen. Da die Peritonealdialysen an den Bettenstationen durchgeführt werden, hat ihre Anwendung zu einer Entlastung des Hämodialysepersonals beigetragen. Die Überlastung des Personals – besonders wenn nachts akut dialysiert werden soll – zählt neben anderem zu den technischen Problemen unserer Indikationsstellung zugunsten der Peritonealdialyse.

Wir haben 19 Patienten mit akutem Nierenversagen peritonealdialysiert, 6 Vergiftungen, wovon es sich bei 3 Fällen neben der Intoxikation bereits um einen akuten Schaden gehandelt hat. Bei 6 Fällen mit chronischem Nierenschaden hat es sich um urologische Patienten gehandelt (besonders Ausgußsteine, Pyonephrosen, Mißbildungen der ableitenden Harnwege). In diesen Fällen wurde zur prä- und postoperativen Behandlung oder im Bestreben, die Patienten doch noch operationsfähig zu machen, eine Peritonealdialyse versucht. Von den 9 im chronischen Dialyseprogramm stehenden Patienten haben wir 7 auch hämodialysiert. Eine Patientin ist erst seit 3 Wochen an unserer Klinik, bei einer zweiten konnte nach 6 Wochen – also noch bevor die Patientin auf die Hämodialyse umgestellt worden war – erfolgreich eine Nierentransplantation durchgeführt werden. Ein anderer Patient wurde erst nach 6 Monaten wegen Schwierigkeiten bei der Punktion auf die Hämodialyse umgestellt. 3 Patienten mit chronischer Pyelonephritis haben wir gelegentlich – Intervall größer als 10 Tage – mit der Peritonealdialyse behandelt.

Tab. 2

	techn. Probleme	Hämat.	prae-post. op.	Alter Kreisl.	Entwäss.	Kinder	Schwierigk. b. d. Gefäß-Kanülierung
Akutes Nierenversagen und Vergiftungen 22 Patienten 13 gestorben	9	8	3	6	3	3	
Chron. Nierenversagen 6 Patienten 5 gestorben	1	2	2	3	2	1	
Chron. Dialyseprogr. 9 Patienten 4 am Leben	3	1	3			2	2
Gesamtzahl	13	11	8	9	5	6	2

Die Tabelle 2 zeigt eine Aufschlüsselung unserer Indikationen zur Peritonealdialyse. Da bei den einzelnen Patienten oft mehrere Indikationen bestanden, die alle in der Tabelle angegeben wurden, stimmen die Indikationszahlen nicht mit der Patientenzahl überein. Zum Beispiel: Ein bewußtloses Mädchen wurde Samstag nacht anurisch mit einem RN-Wert von 200 mg⁰/o und einer bedrohlichen Hyperkaliämie eingewiesen. Es bestand außerdem eine Melaena, und die Lumbalpunktion ergab einen hämorrhagischen Liquor. In diesem Fall waren 3 Indikationen zur Peritonealdialyse gegeben. Erstens: Samstag nacht, d. h. technisches Problem. Zweitens die Blutung, und drittens hat es sich um ein Kind gehandelt.

Insgesamt haben wir 13mal aus technischen Gründen, 11mal wegen einer bestehenden Blutung, 8mal prae- und postoperativ wegen Blutungsgefahr, 9mal wegen
höheren Alters und einer schlechten Kreislaufsituation, 5mal bei Säuglingen bzw.
Kindern, 6mal zur Entwässerung und 2mal wegen Schwierigkeiten während des
chronischen Hämodialsyseprogramms peritonealdialysiert. Die bei 3 Patienten gelegentlich durchgeführte Peritonealdialyse war wegen Störungen des Kalium- und
Säure-Basenhaushaltes indiziert, wobei eine Korrektur besser und rascher als mit
der Infusionstherapie gelang. Die beiden größten Indikationsgruppen waren bei
unseren Fällen technische Probleme und Blutungen.

Bei unseren Patienten trat 8mal eine Peritonitis nach der Dialyse auf. Einmal war
eine Durchwanderung von einem postoperativen retroperitonealen Hämatom-
abszeß, 3mal eine Septicopyämie autoptisch festgestellt worden. Verbleiben 4 Fälle,
welche zu Lasten der Peritonealdialyse gehen, wobei jeweils eine längere Spülung
mit 4 % zuckerhaltigen Lösungen ausschlaggebend gewesen sein dürfte.

Um diese bei uns häufiger als beschrieben auftretende Komplikation zu vermin-
dern, haben wir alle Maßnahmen vermieden, die eine Infektionsmöglichkeit von
außen – bei der Handhabung der Dialyse – darstellen. Wir sind von der lokalen
Anwendung der Antibiotika abgegangen. Außerdem stehen uns seit einem halben
Jahr kaliumhältige Lösungen zur Verfügung. Eine isotone Lösung Peritofundin mit
5 mäqVal Kalium und eine hypertone Lösung mit 3 maqVal Kalium. Durch Kombination mit den gebräuchlichen Peritofundinlösungen I und II konnten wir seither
auf einen Kaliumzusatz von außen während der Dialyse verzichten. Ein prophy-
laktischer antibiotischer Schutz scheint auf unserer Station notwendig zu sein. In
letzter Zeit hat sich die Verabreichung von hochdosiertem Penicillin ausgezeichnet
bewährt. Wir infundieren täglich 2mal 5 Millionen Einheiten Na-Penicillin-G
meist intravenös, aber auch die intraperitoneale Applikation ist möglich. Wir haben
auch Penicillin und Binotal kombiniert verwendet.

Durch die genannten Maßnahmen und die Durchführung der „repeated puncture
technic" konnten wir die peritoneale Infektion – gemessen an positiven Spülflüs-
sigkeitskulturen – im zweiten Halbjahr unserer Statistik um mehr als die Hälfte
senken.

Wenn ich eingangs erwähnt habe, daß wir erst seit einem Jahr intensiver peri-
tonealdialysieren, es also ein Versuch war, bei unserem vorwiegend akuten Krankengut auch mit der Peritonealdialyse zuwege zu kommen, so kann jetzt schon
gesagt werden, daß es sich gelohnt hat, unsere seit 1953 arbeitende Dialysestation
mit diesem Verfahren zu bereichern.

Literatur beim Verfasser

Anschrift des Verfassers:
Dr. *B. Aberle,* Urolog. Univ.-Klinik, Wien IX, Alserstraße 4 (Österreich)

Diskussion zu den Vorträgen 12 bis 14

WEISSEL stellt die Frage, ob frische Laparotomien eine Kontraindikation ergeben. Der
Referent gibt zu, daß Adhäsionen infolge kurz zurückliegender Bauchoperationen Schwierigkeiten ergeben könnten, daß eine Beurteilung aber vor Anlegen der Dialyse nicht möglich sei. Auch die Frage nach dem nötigen Personal – wenn eine Behandlung 30 Stunden
und mehr dauert, wurde von mehreren Seiten gestellt. Die Antwort war je nach den Zentren recht verschieden. In Wien werden die Peritonealdialysen auf den allgemeinen Stationen mit den diensttuenden Schwestern durchgeführt. KLÜTSCH erlaubt die Peritoneal-

dialyse nur in den Dialyseräumen, er glaubt dadurch die Peritonitis bisher vermieden zu haben. HEINZE hat ausgebildete Studenten zur Verfügung, vor allem für die Nacht, und versucht mehrere Peritonealdialysen (bis zu 6) zusammenkommen zu lassen. Diese können dann von einer einzigen informierten Person betreut werden. Er überblickt die stattliche Zahl von 900 Peritonealdialysen mit nur 4 Peritonitiden. Wenn ein akutes Nierenversagen nicht hyperkatabol verläuft, wird immer zuerst peritonealdialysiert. KLINKMANN meint, daß die chronische Peritonealdialyse die chronische Hämodialyse nie ersetzen wird. Die Peritonealdialyse gewinnt aber allerorts an Bedeutung und Verbreitung. Dies gilt besonders für das akute Nierenversagen, denn die Peritonealdialyse kann auch außerhalb eines Dialysezentrums durchgeführt werden. Die einzige wirklich schwerwiegende Komplikation bleibt nach wie vor die Peritonitis. Er berichtet über eine Mitteilung von BARRY, dem es gelungen ist, die Peritonitisfrequenz auf 2 % herabzudrücken, sicher durch eine besonders korrekte Technik, aber auch durch einen prinzipiellen Antibiotikazusatz zu den letzten Litern der Spülflüssigkeit (Neomycin und Polymyxin). KOPP verlangt vor Einführung des Peritonealschlauches ein Pneumoperitoneum.

KLÜTSCH hält dies nicht für notwendig, er verwendet zuerst eine Lumbalpunktionsnadel, läßt erst 2 Liter einfließen und dann erst wird die eigentliche Kanüle eingeführt. Stichverletzungen des Darmes sind sehr selten, lassen sich aber weder bei dem einen noch dem anderen Verfahren vermeiden, was mehrere Redner zugaben. TRAUT berichtet zur Dauer der Peritonealdialyse, daß er einen Patienten 9 Monate damit behandelt habe. HEINZE hat einen Patienten mit Cystennieren, der schon mehr als 1½ Jahre behandelt wird. Was den Effekt der Peritonealdialyse betrifft, berichtet HEINZE von Untersuchungen, die bewiesen, daß der Effekt auch bei jahrelangem Gebrauch nicht abnehmen muß. BRAUN stellte die Frage, ob ein Teil der Patienten, die Hämodialyse als das angenehmere Verfahren vorziehen. HEINZE meint dazu, dies hänge von der Häufigkeit der Anwendung ab. Wenn ein Patient mit einer noch leidlichen Diurese die Behandlung nicht öfter als einmal in 10 Tagen benötigt und überdies eine ambulante Therapie möglich ist, wird die Peritonealdialyse von den Patienten vorgezogen. Was die Möglichkeit der Entstehung eines Ileus betrifft, wird diese als sehr selten bezeichnet. Durch sehr konzentrierte Lösungen kann es offenbar zu einer Hemmung der Darmtätigkeit kommen.

15.

Aus der I. Medizinischen Universitätsklinik Homburg (Saar)

Die Prognose von Patienten mit akutem Nierenversagen unter Berücksichtigung von Zweiterkrankungen

Von G. TRAUT, G. A. JUTZLER, H. KRAMER und F. SCHRÖDER

Mit 2 Abbildungen und 3 Tabellen

Wenn im folgenden über die Prognose von Patienten mit akutem Nierenversagen unter Berücksichtigung von Zweiterkrankungen berichtet werden soll, so verstehen Sie bitte das Wort „Zweiterkrankungen" aus der Sicht des dialysierenden Arztes, für den das Nierenversagen zunächst als das Primäre erscheint. Gemeint sind mit diesem Begriff diejenigen Erkrankungen, in deren Verlauf es zum akuten Nierenversagen kam und deren Symptomatik diejenige des akuten urämischen Krankheitsbildes weiterhin überlagert.

Tab. 1

Dialysebehandlungen bei akuter und chronischer Urämie

	Hämodialysen		Peritonealdialysen		Gesamt	
	Patienten	Behandlungen	Patienten	Behandlungen	Patienten	Behandlungen
Akute Urämien	62	178	27	173	82	351
Chron. Urämien	39	470	50	949	80	1419
Gesamt	101	648	77	1122	162	1770

Davon
1. Oktober 1965 — 30. September 1966

	Hämodialysen		Peritonealdialysen		Gesamt	
Akute Urämien	12	64	11	66	22	130
	(19)	(36)	(41)	(38)	(37)	(37)
Chron. Urämien	9	298	28	535	27	833
	(23)	(61)	(56)	(56)	(34)	(59)
Gesamt	21	362	39	601	49	963
	(21)	(56)	(51)	(54)	(30)	(55)

( ) = % der Gesamtpatienten bzw. der Gesamtbehandlungen

In Tab. 1 sind die Gesamtzahl der Patienten und die in unserer Klinik seit 1960 durchgeführten Dialysebehandlungen bei chronischer und akuter Niereninsuffizienz angegeben. An 82 Patienten mit akuter Urämie wurden dabei 351 Behandlungen durchgeführt. Über $^1/_3$ der Behandlungen an ebenfalls über $^1/_3$ aller Patienten fand dabei in den letzten 12 Monaten statt.

Tab. 2

Akute Urämien

Ausgelöst durch	Patienten	
	Gesamt	Überlebend
Akutes Nierenversagen	78	38
Postrenale Harnabflußstörung	2	2
Akute Glomerulonephritis	1	1
Partielle Nierenrindennekrose	1	1

In Tab. 2 sind unsere Fälle mit akuter Urämie nach den auslösenden Ursachen aufgeteilt. Es finden sich dabei zwei postrenale Harnabflußstörungen, eine besonders schwer verlaufene akute Glomerulonephritis, eine partielle bilaterale Nierenrindennekrose und 78 Fälle von akutem Nierenversagen. Wenn wir bei der relativ geringen Zahl von 78 akuten Nierenversagen dennoch den Versuch unternommen haben, die Prognose unter Berücksichtigung der zusätzlich bestehenden Erkrankungen zu deuten, so mit der Einschränkung, daß allgemeingültige Schlüsse aus unseren Ergebnissen nicht oder nur mit großem Vorbehalt gezogen werden können.

Tab. 3

Akutes Nierenversagen

| | Patienten | | Letalität |
	Gesamt	Überlebend	%
Chirurg. Pat.			
a) Chirurg. Operationen	17	4	76
b) Urolog. Operationen	3	3	0
c) Gynaekol. Operationen	8	6	25
d) Gynaekol. Pat. ohne Operationen	4	2	50
e) Traumen mit Operationen	6	1	84
f) Traumen ohne Operationen	6	3	50
g) Praeoperativ	2	1	50
h) Transfusionszwischenfälle	6	4	33
	52	24	58
Internist. u. sonstige Pat.			
a) Internist. Erkrankungen	13	7	46
b) Infektionen	3	3	0
c) Intoxikationen	10	4	60
	26	14	46
Gesamt Patienten	78	38	51

In Tab. 3 sind unsere Patienten mit akutem Nierenversagen nach der Herkunft aus den einzelnen Fächern aufgeschlüsselt. Neben der Zahl der Überlebenden ist die Letalität in Prozenten angegeben, die bezogen auf die Gesamtzahl der Patienten bei 51 % liegt.

Auffallend sind dabei die hohen Letalitätsziffern bei akutem Nierenversagen nach chirurgischen Operationen und Traumen mit Operationen. In diesen Gruppen ist ein sehr unterschiedliches Krankengut enthalten.

Die Gruppe „chirurgische Operationen" umfaßt beispielsweise: 3 Cholecystektomien, 3 Fälle von Ileus, 4 Appendektomien mit Begleitperitonitiden, 2 Rektumamputationen, 1 eitrige Divertikulitis, 1 Embolektomie, 2 Nebennierenrindentumoren.

Relativ niedrig liegt die Letalität in den Gruppen „gynäkologische Operationen", wo zusammengenommen von 11 Patienten 9 überlebten.

Der Gesamtletalität der chirurgischen Patienten von 58 % steht eine Gesamtletalität der internistischen und sonstigen Patienten von 46 % gegenüber, die sich durch die hohe Todeszahl der in der Gruppe Intoxikationen enthaltenen 6 Fälle von schwerer Essigsäureintoxikation erklärt. Die internistischen Erkrankungen enthalten unter anderem: 5 hepatorenale Syndrome, 1 Diarrhoe mit Exsikkose, 4 Fälle mit Coma hepaticum, 1 akutes Nierenversagen nach Biligrafie.

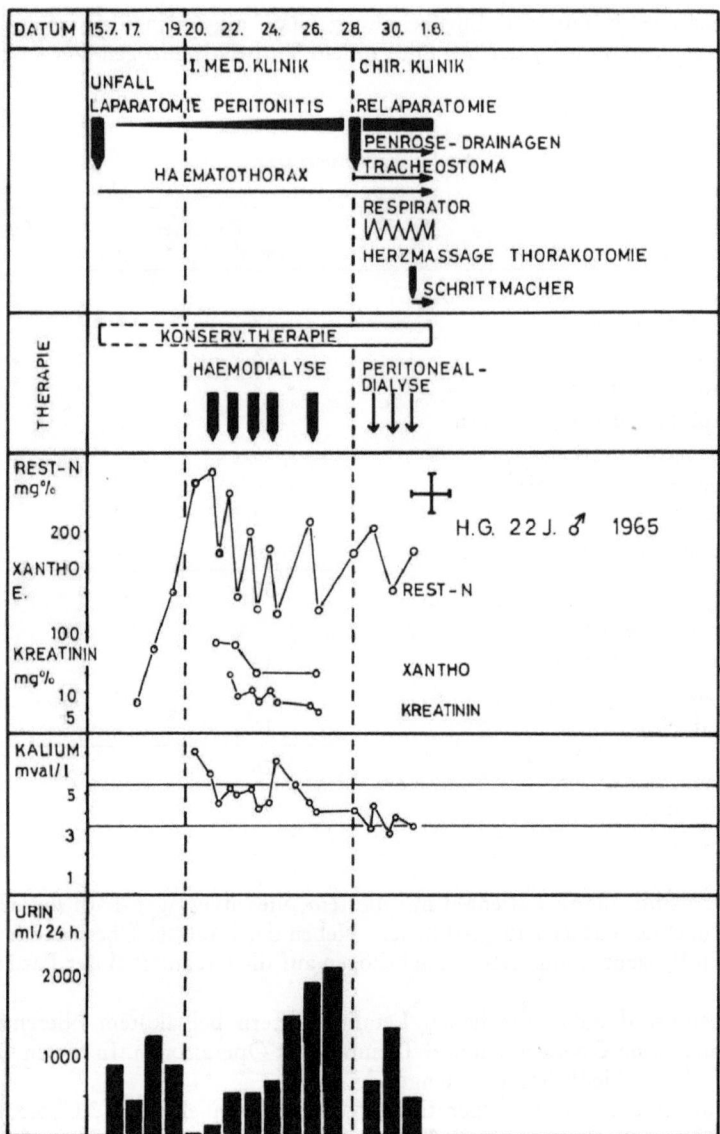

Abb. 1. Erklärung siehe Text

Als Beispiel für die Gruppe „Traumen mit Operationen" sei der Krankheitsverlauf eines 22jährigen Bergmanns wiedergegeben (Abb. 1), der nach einem Grubenunfall in einem auswärtigen Krankenhaus laparotomiert werden mußte. Es fand sich dabei ein Dünndarmeinriß. Wegen einer sich postoperativ entwickelnden Oligurie mit Rest-N-Anstieg auf 200 mg% erfolgte die Verlegung in unsere Klinik. Unter einer Dialysebehandlung konnte die Phase der akuten Urämie überwunden werden. Gleichzeitig traten bereits bei der Verlegung bestehende und zunächst auf die Laparotomie bezogene peritonitische Erscheinungen deutlich in den Vordergrund. Sie machten eine Relaparotomie in unserer Chirurgischen Klinik notwendig. Ursache der Peritonitis war eine im Bereich der Flexura lienalis sich entwickelnde Nekrose des Colon mit Perforation.

Am 2. postoperativen Tag kam es – nachdem noch eine Behandlung mit dem Respirator und dem Herzschrittmacher durchgeführt worden war – zum Exitus letalis.

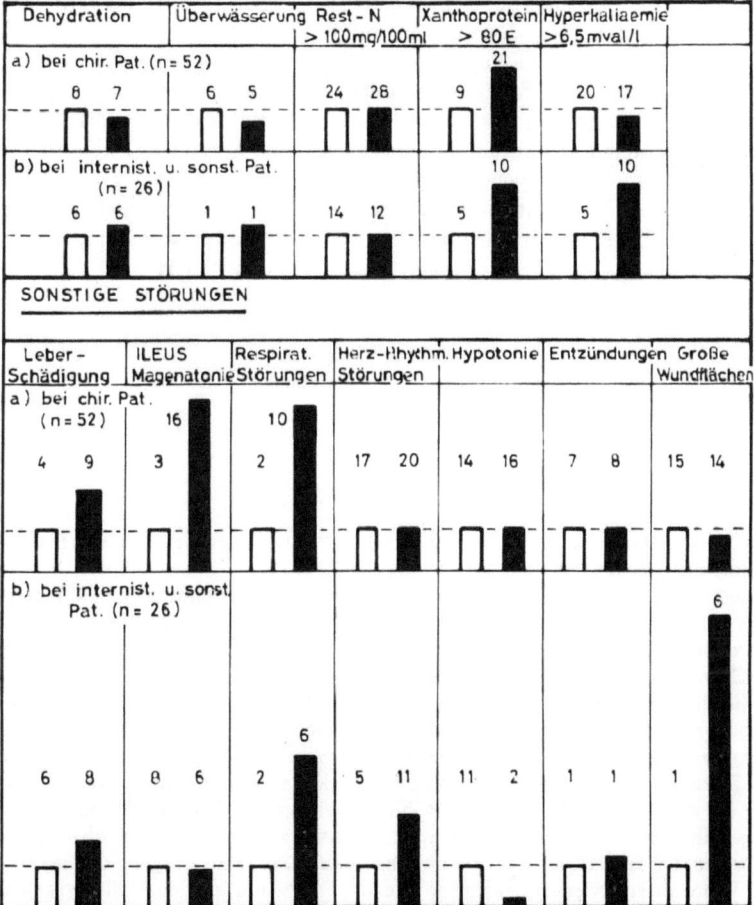

Abb. 2. Klinik des akuten Nierenversagens und seiner Begleitstörungen. Prozentuale Häufigkeit der einzelnen Symptome bei den verstorbenen Dialyse-Patienten ■ bezogen auf die prozentuale Häufigkeit bei den überlebenden Dialyse-Patienten □ = 1.

Abb. 2 zeigt die prozentuale Häufigkeit von klinischen Symptomen und komplizierenden Begleiterscheinungen eines akuten Nierenversagens bei überlebenden und gestorbenen Patienten gegenübergestellt. Um die Bezugsgröße zu vereinheitlichen, wurde die Prozentzahl bei den Überlebenden gleich eins gesetzt.

Dabei ergibt sich beim Vergleich der klinischen Symptome, der Dehydratation, der Überwässerung und der Folgen des akuten Nierenversagens wie Rest-N-Anstieg und Hyperkaliämie zwischen Überlebenden und Gestorbenen kein eindeutiger Unterschied. Lediglich die Xanthoproteinwerte lagen sowohl bei den internistischen wie auch chirurgischen Fällen bei den gestorbenen Patienten höher.

Von den Begleiterscheinungen eines akuten Nierenversagens kamen in unserem Zahlenmaterial Herzrhythmusstörungen, Hypotonien und Entzündungen bei überlebenden und gestorbenen Patienten gleich häufig vor. Lagen Leberschäden, ein Ileus oder respiratorische Störungen vor, so ist vor allem bei den chirurgischen Patienten mit einer schlechteren Prognose, d. h. höheren Letalität zu rechnen. Die bei den internistischen Patienten gefundene ungünstige Einwirkung von großen Wundflächen ist durch die 6 Patienten mit Essigsäureeintoxikation bedingt, die alle schwerste Verätzungen des Magen-Darm-Bereiches und des Oesophagus aufwiesen.

Zusammenfassend können wir feststellen: In unserem Zahlenmaterial ist die Prognose von Patienten mit akutem Nierenversagen zum großen Teil abhängig von der Art und Schwere der neben dem eigentlichen akuten Nierenversagen bestehenden Erkrankungen. Dabei ist die Prognose besonders ungünstig beim gleichzeitigen Vorliegen eines Ileus, von respiratorischen Störungen oder Leberschäden, sowie bei den Unfällen, die zusätzlich ein operatives Eingreifen erforderten.

Literatur beim Verfasser

Anschrift der Verfasser:
Medizin. Univ.-Klinik, 665 Homburg/Saar

Diskussion zum Vortrag 15

KLÜTSCH wies darauf hin, daß die erschreckend hohe Mortalität schon Anlaß war, die sog. prophylaktische Dialyse zu planen. Die Angaben von TRAUT sollten die Chirurgen veranlassen, nicht auf das Vollbild der Urämie zu warten, sondern die Patienten früher zur Dialyse zu schicken. ALWALL wies darauf hin, daß Alter und Mortalität parallel gehen. Auch er registrierte eine ständig steigende Mortalität, die auch damit zusammenhängen mag, daß die Chirurgen immer größere Eingriffe, etwa in der Karzinomchirurgie, wagen. Natürlich ist die Sterblichkeitsquote abhängig von der Selektion. Es ist einfach eine gute Statistik zu bekommen, wenn man viele Patienten ablehnt. Das Durchschnittsalter der an die Klinik ALWALLS eingewiesenen Patienten ist innerhalb von 15 Jahren um 20 Jahre gestiegen. Der älteste Patient war 94 Jahre. TRAUT bemerkte dazu, daß sein ältester Dialysepatient 78 Jahre alt war, es handelte sich um ein Nierenversagen nach Prostatektomie, der Patient konnte geheilt nach Hause entlassen werden. WEISSEL äußerte sich skeptisch über die Möglichkeit, einen Leberschaden im Verlaufe eines akuten Nierenversagens diagnostizieren zu können. Wenn dieses Nierenversagen nach einer Operation an den Gallenwegen oder bei einer Pankreatitis auftritt, sind die diagnostischen Schwierigkeiten nicht groß. Bei anderen subikterisch verlaufenden Krankheiten können die Leberfunktionsprüfungen irreführen.

SIEBERTH ergänzte dies dahin, daß bei einer Schocksituation nicht nur eine Schockniere, sondern auch eine Schockleber nachweisbar ist, was man auch durch Leberfunktionsproben (Leberzellnekrosen) beweisen kann. FRICK teilte sehr schlechte Erfahrungen mit der Dialyse nach urologischen Operationen mit. Er meint, daß dies aber mit dem Alter der Patienten zusammenhängt.

16.

Aus der Urologischen Universitätsklinik Wien (Österreich)

Die Bedeutung der Diurese in der Urologie

Von P. P. FIGDOR

Es ist allbekannt, wie häufig in der Urologie eine die Diurese fördernde Therapie verordnet wird. Warum dem so ist, wird auf Grund nephrologischer Überlegungen sicherlich nicht leicht zu begründen sein. Allein es handelt sich um alte, viel geübte Therapievorschläge: die Erfahrung hatte die Verwendung von Blasen- und Nierentee, von Mineralwässern und ähnlichem als günstig erwiesen, und auch wir empfehlen solch eine Therapie weiterhin unter der Annahme, daß mit der Diurese kleine Konkremente, Nierensand, Schleimpartikelchen ständig und in einem Maß entfernt würden, daß es nicht zu einer Anhäufung solcher Teilchen käme. Es könnte damit, vor allem, wenn bereits größere Konkremente in den ableitenden Harnwegen vorliegen oder wenn es im Zusammenhang mit einer Entzündung zur Verschwellung der Schleimhaut gekommen ist, die Bildung eines Abflußhindernisses verhindert werden. Die dadurch bewirkte Rückstauung des Harnes würde Schmerzen verursachen, vor allem aber im Rahmen einer Pyelonephritis einen frischen Schub und damit eine deutliche Verschlechterung des Zustandes bewirken. Es walten also beim Vorschlag zu einer Diuresetherapie gewisse „mechanische" Überlegungen vor. Das gleiche gilt auch für die Annahme, daß im stärkeren Harnstrom bei Vorliegen einer Blaseninfektion das Wandern von Keimen von der Blase entlang der Ureteren in die Nieren behindert würde, daß also eine ausreichende Diurese der Gefahr einer aszendierenden Infektion entgegenwirke.

Auch in die Anfänge der Sulfonamidbehandlung reicht die Begründung einer diuresefördernden Therapie zurück, weil die schlechte Löslichkeit der damals verwendeten Sulfonamide eine ausreichende Diurese geradezu vorschrieb, um eine Verstopfung der Tubuli mit Sulfonamidkristallen zu vermeiden. Neuerlich, vor allem seit Einführung der Behandlung der Harnweginfektionen mittels Antibiotika fehlt es nicht an Vorschlägen, eher für geringere Harnmengen zu sorgen, damit jetzt im konzentrierteren Harn auch höhere Antibiotikaspiegel entstehen, also mit kleineren Dosen von Antibiotika bessere Resultate erzielt würden. Doch werde hier gleich eine Beobachtung vorweggenommen: selbst bei schweren Nierenschäden scheinen im Harn Antibiotika-Konzentrationen auf, die jene des Plasmas deutlich überschreiten. Bei Untersuchungen, die gemeinsam mit Professor H. FLAMM vom Hygienischen Institut der Universität Wien durchgeführt wurden, zeigte sich auf Grund zahlreicher Untersuchungen am einzelnen Patienten (meist Patienten mit ausgeprägtem Nierenschaden), daß die Relation der Konzentration von Serum zu Harn für Kreatinin identisch ist mit der z. B. für Achromycin. Das will sagen, daß selbst bei schwer geschädigten Nieren Harnkonzentrationen der Antibiotika beobachtet werden, die die üblichen therapeutischen Konzentrationen im Serum übersteigen. Ungewöhnlich hohe Antibiotikakonzentrationen beobachtet man im Harn von Nierengesunden, so daß, wenn der Konzentrierungsmechanismus eine wesentliche Rolle spielte, die Behandlung von Harnweginfekten mit Antibiotika jenseits aller Problematik wäre. Doch lehrt ja gerade die Erfahrung, wie schwierig die Behandlung eines Harnweginfekts sein kann. Es ist also anzunehmen, daß die Antibiotika wie viele „Schlackenstoffe" im Tubuluslumen z. T. hochgradig konzentriert werden können, ohne daß ein nennenswertes Übertreten in das umgebende Gewebe erfolgt. Und es spielt wahrscheinlich die Konzentration im Gewebe die wichtigere Rolle. Auf Grund höherer Antibiotikakonzentrationen im hochgestellten Harn wäre also nicht unbedingt von der in der Urologie gebräuchlichen Empfehlung abzuweichen: nämlich mehr zu trinken.

Über den Einfluß der Harnkonzentrierung auf die Entwicklung der Pyelonephritis hat MUDGE (1960) einiges hervorgehoben: Es könnten Änderungen des pH, die hohen Harnstoff- und Ammoniakkonzentrationen im Mark von Bedeutung sein, etwa durch Beeinflussung des Bakterienwachstums oder ein geändertes Verhalten der Leukozyten gegenüber den Bakterien; alles Fragen, die noch nicht restlos beantwortet sind. Uns scheint es wichtig, daß während der Antidiurese die Sauerstoffsättigung sowie die Durchblutung des Nierenmarks schlecht sind. Dies könnte vielleicht die Entwicklung einer Pyelonephritis begünstigen. Diese Problematik ist ja jetzt aktueller geworden, seit man annimmt, daß unter ganz ähnlichen Bedingungen, eben während der Antidiurese, die Niere gegenüber verschiedensten Noxen anfälliger erscheint. Solche Überlegungen haben ja zur Mannittherapie, also einer diuresefördernden Therapie zur Verhütung akuter Nierenschäden geführt. Dies könnte vielleicht die in der Urologie gebräuchlichen Empfehlungen reichlicher Flüssigkeitszufuhr wieder ein wenig mehr gerechtfertigt erscheinen lassen. Wir sind nicht in der Lage, diesen Therapievorschlag nephrologisch wissenschaftlich exakt zu begründen. Man wird daher nicht immer unbedingt eine solche Behandlung anstreben z. B. bei Herz- oder Leberkranken, doch wir empfehlen nach wie vor unseren Patienten gerne eine reichliche Flüssigkeitszufuhr.

Viel besser nephrologisch untermauert ist die Frage der Behandlung chronisch Nierenkranker mit reichlichen Gaben an Flüssigkeit und Kochsalz.

Man pflegte gerade bei urologisch Kranken, wenn ein chronischer Nierenschaden vorlag, eher nicht zu sparsam mit der Verabreichung von Wasser und Kochsalz zu sein, und man ist vor allem in der Urologie doch seltener in jene Schwierigkeiten geraten, welche die Folge einer falschen Verordnung, nämlich Flüssigkeitskarenz und Kochsalzeinschränkung waren.

Übrigens wurde von urologischer Seite auch zu einem anderen nephrologischen Problem Stellung genommen. So hat LATTIMER (1945) vor dem Wasserstoß bei Anurie gewarnt, also vor dem Versuch, eine „Nierensperre" durch reichlich Flüssigkeit zu durchbrechen.

Daß dieser ganze Fragenkomplex, vor allem die Obsorge für eine ausreichende Diurese bei Vorliegen eines chronischen Nierenschadens, den Urologen so sehr beschäftigt, liegt wohl an der Art des urologischen Krankenguts, an der Häufigkeit des Aufscheinens von Rückstauungsschäden. Gerade hier in Wien haben wir uns mit diesen Fragen in den letzten Jahren eingehender auseinandergesetzt.

Diese Fälle von chronischem Nierenschaden wären so zu charakterisieren: Bildung von relativ viel Glomerulusfiltrat – eine Störung vor allem im Bereich der Tubulusfunktion. Damit sind jene Rückstauungsschäden gemeint, wie Hydronephrosen, hervorgerufen durch Abflußhindernisse vom obersten Harnleiter angefangen bis in die Urethra, oder als Folge eines vesicoureteralen Refluxes oder von Störungen in der Mechanik des Harntransportes. Wie immer dem sei, die rückstauungsgeschädigte Niere ist – im fortgeschrittenen Stadium – pathologisch-anatomisch charakterisiert durch das Fehlen der Papillen, durch Parenchymschwund vor allem im Bereich des Nierenmarkes, und es ist verlockend, aus diesen morphologi-

schen Veränderungen doch irgendwie auf eine Störung in erster Linie des Harn-
konzentrierungsmechanismus zu schließen. Man verlegt diese Nierenleistung doch
gerade in diese Abschnitte, die jetzt fehlen oder besonders geschädigt sind. Tatsache
ist, daß diese Nieren ein schlechtes Konzentrationsvermögen aufweisen und die Ausscheidung von Schlackenstoffen in einem erträglichen Ausmaß nur gelingt, wenn genügend Wasser und Kochsalz zur Ausscheidung zur Verfügung stehen. Eine stattliche Anzahl der in der Literatur erwähnten Fälle von Wasser- bzw. Salzverlust-
nieren sind urologische Nierenerkrankungen, Rückstauungsschäden. Bei etlichen
dieser Fälle wurde durch Korrektur des Abflußhindernisses eine Besserung erzielt.

Die Urologie kennt Fälle mit großem Kochsalz- und Wasserverlust von nur wenigen Tagen, die sogenannte Entlastungsreaktion. Wir konnten große Kochsalzverluste beobachten, die mehrere Monate anhielten, und schließlich Fälle, die ein
gewisses Maß an Nierenfunktion nur mit ständig großen Harnmengen (5 Liter und
mehr im Tag) zu erreichen vermögen; hier scheint eine weitere Besserung kaum
mehr wahrscheinlich. Allein – was für uns Urologen doch immer wieder überraschend ist – sehen wir doch diese Nieren nicht nur bei der Obduktion, sondern
auch bei der Vielzahl plastischer Operationen an den Nieren, beim Versuch, doch
noch eine nierenerhaltende Operation durchzuführen – das ist die erstaunliche Beobachtung, wie Nieren mit stark ausgeweitetem Hohlraumsystem, mit stark redu-
ziertem Parenchym doch noch zu einer nicht unbeträchtlichen Nierenleistung fähig
sind (Kreatininclearance von 20, 30 und 40 ml/Min.)

Dieses Maß an Nierenleistung wird nur erreicht, wenn günstige äußere Bedingungen vorliegen, das heißt, wenn genügend Wasser und Kochsalz verabreicht wird,
keine besonderen extrarenalen Störungen aufscheinen (etwa die dehydration reac-
tion: schwere Durchfälle, Zustände nach Operation usw.) und wenn keine zu ern-
sten Anforderungen an diese Nieren vom Säure- und Basenhaushalt her gestellt
werden. Unter solchen Umständen dekompensieren diese Nieren dann in Relation
zu der doch nicht zu schlechten Nierenleistung auffallend rasch. Bekannt sind die
schweren, häufig hyperchlorämischen Azidosen. Ebenso ist bemerkenswert, daß es
bei nicht ganz adäquater Therapie leicht zu Störungen im Elektrolythaushalt
kommt; so haben wir etwa Alkalosen als Folge zu rascher Substitutionstherapie beobachtet, was um so verwunderlicher ist, als diese Nieren 300, 400, 500 und mehr
mAeq Natrium pro Tag im Harn ausscheiden. Diesen Nieren fehlt der feine Regu-
lationsmechanismus gegenüber Störungen im Wasser- und Elektrolythaushalt, und
zwar in einem Maße, das mit der relativ guten Nierenfunktion nicht in Einklang
zu bringen ist, besonders wenn man eben Vergleiche mit anderen Nierenschäden
anstellt.

Diese Beobachtungen haben uns darin bestärkt, uns der Meinung der Autoren an-
zuschließen, die den quantitativ bedeutendsten Anteil der Nierenleistung, die Rückresorption von extrazellulärer Flüssigkeit in großem Stil, *nicht* nur einer *speziellen*
Tubus*zellleistung* zubilligen, daß also nicht alles Natrium gleichsam als Ionen von
den einzelnen Tubuluszellen herausgegriffen wird. Wir sind der Meinung, daß bei
den Rückstauungsschäden fast alles, bei normalen Nieren ein sehr großer Anteil
des Glomerulusfiltrats unter energetisch günstigen Bedingungen rückresorbiert wird,
und zwar mit dem Filtrations- und Rückresorptionsprozeß der peritubulären Ka-
pillaren, wie eben Rückresorption aus den intrazellulären und extrazellulären Flüssigkeit auch in anderen Abschnitten des Körpers erfolgt.

Die großen Harnmengen, der Kochsalzverlust und die mangelnde Harnkonzentrierung sind nicht – sicherlich nicht in erster Linie – durch eine osmotische Diurese

bedingt. Dies zeigt sich sehr schön an Hand der Entlastungsreaktion, wie nämlich die Diurese oftmals ungewöhnlich groß ist im Vergleich zum Angebot an Schlackenstoffen, wie oftmals die Diurese noch tagelang hoch bleibt, obwohl doch der Reststickstoff bereits deutlich abgenommen hat, der ja als Maß der noch im Körper vorhandenen osmotisch-diuretisch wirksamen Substanzen zu gelten hat. Die für die osmotische Diurese charakteristische Relation von Angebot an Schlackenstoffen und Ausmaß der Diurese *fehlt* hier. Wir sprechen auch deshalb gerne von einer tubulären Schädigung, weil die Erholung der Nierenfunktion so überaus ähnlich der nach einem akuten tubulären Schaden (acute renal failure) verläuft, freilich viel rascher. Beim Rückstauungsschaden wird oftmals eine gute Konzentrationsfähigkeit im Harn in wenigen Tagen oder Wochen wieder erreicht, beim akuten Nierenversagen (acute renal failure) kann dies manchmal Monate dauern. Aber in der Art der Harnzusammensetzung sind die beiden Erkrankungen gut miteinander zu vergleichen, vor allem was die Konzentration für Harnstoff und Kreatinin betrifft. Zumindest für den Bereich der Urologie glauben wir deshalb die Ansicht *Brickers* nicht teilen zu können, es handle sich beim chronischen Nierenschaden in erster Linie bloß um eine Verminderung der Zahl der Nephrone, welche sich aber im großen und ganzen wie die Nephrone einer gesunden Niere verhielten. Bei den Rückstauungsschäden gibt es keine normalen, sondern nur pathologische oder funktionell pathologische Nephrone. Das Hervorstechendste ist hier eine Schädigung im Bereich der Tubulusfunktion, und schon allein aus der Zusammensetzung des Harns vermag man sehr wohl zwischen einer mehr glomerulären Schädigung wie etwa bei Angiosklerosen oder Glomerulonephritis und etwa einem Rückstauungsschaden zu unterscheiden.

Auffallend ist der relativ große Anteil an Glomerulusfiltrat, der im Harn verloren wird. Auf Grund von Clearanceuntersuchungen scheint – vor allem bei den Fällen mit sehr großer Diurese – die „obligatorische Rückresorption von Glomerulusfiltrat" weit unter dem Wert von 80 Prozent zu liegen. Findet man bei der Obduktion oder bei der Operation an Nieren mit – wie gesagt – oftmals nicht extrem schlechter Nierenfunktion eine Dicke des Nierenparenchyms von nur wenigen Millimetern, so scheint es verständlich, daß bei dem kurzen Weg des Glomerulusfiltrats in den Tubuli viel Glomerulusfiltrat verlorengeht. Die Rindenperipherie wird also nur aus kurzen, vielleicht auch etwas quer verlagerten (die Kontinuität der Nephrone muß ja erhalten bleiben) Nephronen bestehen. Wohl ist hier festzuhalten, daß die Ergebnisse von Clearanceuntersuchungen bei deutlichem Nierenschaden, vor allem bei Vorliegen eines tubulären Schadens, nur mit Vorsicht zu interpretieren sind; vor allem gilt dies für die Kreatininclearance, die wir bei unseren Untersuchungen verwendet haben. Das heißt, das Glomerulusfiltrat wird wahrscheinlich größer sein, als es aus der Clearance zu erschließen wäre; sicherlich wird aber ungewöhnlich viel Glomerulusfiltrat im Harn verloren.

Wenn die Aufrechterhaltung einer ausreichenden Diurese für diese Formen eines Nierenschadens so „vital" scheint, so mußte die osmotische Therapie (Mannittherapie) zunehmend unser Interesse erregen. Dazu eine kurze Stellungnahme. Mittels der Mannittherapie gelingt es, Störungen der Nierenfunktion durch extrarenale Einflüsse wie Operationen, vor allem Operationen an den Nieren selbst (Ischämie!), bei schweren Exsikkosen usw. zu überwinden. Dies schien uns vor allem wichtig, als gerade diese Formen eines chronischen Nierenschadens (Rückstauungsschaden) leicht auf Grund extrarenaler Störungen, etwa nach einer Operation, dekompensieren. Wie in anderen Zusammenhängen wiederholt dargetan, führen wir Operationen bei chronischem Nierenschaden (vor allem bei einem Rückstauungsschaden) nur mehr unter Mannitschutz durch, sorgen also dafür, und es gelingt auch tatsächlich, daß auch nach der Operation eine ausreichende Diurese erhalten bleibt.

Diese „Überwindung der postoperativen Oligurie" dient auch dem Zweck der sogenannten „inneren Spülung", die eine Verstopfung von Ureterenkathetern, Drainageröhrchen, Schienen, Blasenkathetern verhindern soll. Besonders wertvoll hat sich solch eine diuretische Therapie bei Ureterdarmanastomosen gezeigt, wo eine Spülung von außen ja nur in seltenen Fällen möglich ist. Die postoperative Pflege des Patienten wird wesentlich erleichtert, wenn der spontane Harnabgang rasch erreicht wird. Außerdem wird mit der ausreichenden Diurese – niedrig gestelltem Harn – es wahrscheinlich weniger leicht zur Resorption von Schlackenstoffen und Elektrolyten im Darm kommen. Vielleicht wird auch – gerade in dieser Situation – mit der ausreichenden Diurese die ascendierende Infektion oder das Aufflackern einer Pyelonephritis eher verhindert; Überlegungen – mehr mechanischer Art – die am Anfang dieses Referates erwähnt wurden.

Von der in der Urologie so häufigen Empfehlung „mehr zu trinken", für eine ausreichende Diurese zu sorgen, ausgehend, wurde hier versucht, ein kleines Stück unserer nephrologischen Problematik aufzuzeigen. Keine Darstellung fanden Fragen wie die der Operabilität, speziell unserer Patienten, dann des Elektrolytstoffwechsels der Patienten mit chronischen Nierenschäden nach Colonureteranastomosen wie der schweren Azidosen und der oftmals beträchtlichen Hypokaliämien. Ebenso wurde nicht zur Diskussion gestellt die chirurgische Behandlung der schweren Pyelonephritis, ebenso nicht die Beobachtung, daß mit Behebung der Stauung einer Niere die zweite weiterhin gestaute Niere in der Harnproduktion deutlich zurückgeht, auch nicht eine andere klinische Feststellung, daß mit der Abnahme der Leistung der besseren Niere die schlechtere ihre Leistung steigert (Beobachtung aus der Karzinomchirurgie) und noch anderes mehr. Allein es sollte von der eher einfachen Fragestellung, die Diureseförderung betreffend, gezeigt werden, wie sehr sich jetzt der Urologe zu nephrologischen Überlegungen veranlaßt fühlen muß, wie andererseits der Urologe gelegentlich imstande ist, Beiträge zur Erweiterung der nephrologischen Kenntnisse zu liefern.

Literatur beim Verfasser

Anschrift des Verfassers:
Dr. *P. P. Figdor,* Urolog. Univ.-Klinik, Wien IX, Alserstraße 4 (Österreich)

Diskussion zum Vortrag 16

FRITZ wies darauf hin, daß der Beginn einer Diurese unter *Mannit* nicht gleichbedeutend mit einer Normovolämie ist. Er konnte im Tierexperiment zeigen, daß auch bei beträchtlicher Hypovolämie durch Mannit noch eine Diurese zustande kommt. Dies sollte man beachten, sonst könnte es geschehen, daß nach Absetzen des Mannits ein massiver Reboundeffekt eintritt. Gerade das, was man verhindern will, ereignet sich 24 bis 48 Stunden später, die Diurese hört auf. Man sollte die Volumensfragen nicht ganz ausklammern. BERGMANN berichtete über gute Erfahrungen mit der Mannitprophylaxe beim posttraumatischen Nierenversagen. Ein Vergleich je zweier Jahre mit und ohne Mannit ergab ein eindeutiges Sinken der Fälle mit Nierenversagen, dann wenn die Schockbekämpfung mit Mannit kombiniert wurde. HEIDLAND zitierte eine Arbeit von SCHIRRMEISTER: Unter Mannit steigt die Harnstoffclearance beträchtlich an, was als Ausdruck einer proximalen tubulären Wirksamkeit zu deuten ist. Der sog. protektive Effekt des Mannit könnte durch diese zunehmende

Harnstoffclearance erklärt werden. BÁLINT warnte vor einer Unterschätzung der Gefahren, die durch eine osmotische Diurese und dadurch bedingter (intrazellulärer) Hypovolämie entstehen. Er bezeichnete das Mannit als ein zweischneidiges Schwert. Noch viele genaue Untersuchungen werden notwendig sein, bis man die Vor- und Nachteile richtig einschätzen kann.

FIGDOR wies in seinem Schlußwort darauf hin, daß über den günstigen Effekt von Mannit auf die Nierenfunktion bei Volumensmangel schon mehrere Arbeiten vorliegen, z. B. die von RABELO. Im Tierexperiment kam es nach entsprechendem Blutverlust kaum zu einer Zunahme der Diurese, wenn Dextran verabreicht, hingegen nach der Verabfolgung von Mannit, dem wohl wesentlich schlechteren Plasmaexpander, zu einer deutlichen Zunahme der Harnmenge und der Clearancewerte. Auf die Einwände von BÁLINT antwortete FIGDOR mit einem Hinweis auf die vergleichenden klinischen Untersuchungen der Gruppe um POWERS in New York. Diese Autoren haben seit Einführung der Mannittherapie keinen posttraumatischen akuten Nierenschaden mehr beobachtet, während die Anzahl der Fälle von akutem posttraumatischem Nierenversagen, eingewiesen von den Spitälern der Umgebung (wo eine Mannitbehandlung nicht durchgeführt wurde), gleichgeblieben ist.

BÁLINT hat die Mannitbehandlung als „zweischneidiges Schwert" bezeichnet. Das postoperative Nierenversagen oder das akute Nierenversagen nach schweren Unfällen haben eine so hohe Mortalität, daß man wohl mit allen Mitteln versuchen sollte, bessere Resultate zu erzielen, auch mit der Mannittherapie. Auf die Bemerkung von Herrn HEIDLAND antwortete FIGDOR, daß es eigentlich selbstverständlich sei, wenn die Ureaclearance mit der Mannitdiurese ansteigt. Es ist bekannt, daß bei einer Oligurie postoperativ mit der Kochsalzretention auch Harnstoff vermehrt zurückgenommen wird. Dort wo es gelingt, die verstärkte Kochsalzretention zu verhindern, wird auch die Harnstoffausscheidung wieder zunehmen. Auf diese Weise läßt sich – auch nach unserer Erfahrung – die „extrarenale Urämie" verhindern oder deutlich mindern.

Dann gab es noch eine Diskussion über die Abnahme der Diurese nach der Dialyse. Die Oligurie kann sich bis zur nächsten Dialyse bessern, meist aber wird die Harnausscheidung immer geringer mit Ausnahme bei Cystennieren. Um den Abfall der Diurese zu verhindern, versuchte man gegen Ende der Dialyse Mannit zu geben. KLINKMANN berichtete über seine Erfahrungen und erinnerte an eine Arbeit von SÖDERSTRÖM aus Lund. Danach besteht zwischen der Diurese ohne und mit Mannit ein sicherer Unterschied. Dasselbe, was man mit dem Mannit gewinnt, glaubt KOPP auch durch einen kontrollierten Harnstoffentzug zu erreichen, was gleichzeitig der Entstehung eines Dysäquilibriumsyndroms vorbeugt.

17.

Aus der I. Medizinischen Universitätsklinik München

Experimentelle Untersuchungen zur Anämie bei Niereninsuffizienz *)

Von H. Jahrmärker

Diese Mitteilung betrifft einige Befunde über Veränderungen der Erythrozyten bei Urämie. Da es sich um etwas sehr Spezielles handelt und der praktische Nutzen nicht ohne weiteres abzusehen ist, wird nur eine Art Zusammenfassung der Untersuchungen gegeben. Die Berechtigung zu dieser Mitteilung wird wohl darin liegen, daß es sich um das Problem einer ganz bestimmten Rückwirkung der Urämie auf den Organismus handelt. Bei der Urämie muß eine Schädigung der Erythrozyten durch das Milieu zustande kommen, sonst könnte es keine akute Anämisierung bei einer akuten Niereninsuffizienz geben. Diese Anämisierung ist nicht erklärbar durch eine verminderte Erythropoese und die verkürzte Lebensdauer. Die relative Nutzlosigkeit von Transfusionen ist ja bekannt. Durch in vitro-Inkubationsversuche mit normalen menschlichen Erythrozyten wurde der Einfluß von Azidose, Phosphatstau und Urämie-Serum auf den Erythrozytenstoffwechsel untersucht (Bestimmung von Metabolit- und Elektrolytkonzentrationen, Glykolyseraten, Fragilität). Die Ergebnisse wurden dann mit den bei Patienten mit Niereninsuffizienz erhobenen Befunden verglichen. Zunächst war dieses Ergebnis ein negatives. Man kann sagen, daß die Auswirkung eines hypothetischen Urämietoxins am Erythrozytenstoffwechsel – soweit es die untersuchten Größen über die untersuchte Zeit betrifft – nicht mit Sicherheit festgestellt werden konnte. Nach den klinischen Erfahrungen und der bekannten verkürzten Lebensdauer der Erythrozyten muß ein schädigender Faktor postuliert werden, der offenbar noch nicht erforscht ist.

Literatur beim Verfasser

Anschrift des Verfassers:
Doz. Dr. *H. Jahrmärker*, 8 München 15, Ziemssenstraße 1

18.

Aus dem Physiologischen Institut der Medizinischen Universität Budapest (Ungarn)

Das experimentelle akute Nierenversagen

Von P. Bálint

Es ist allgemein bekannt, daß verschiedene Belastungen des Organismus dieselbe Art von Antwortreaktion seitens der Niere auslösen: es kommt zu einer Verminderung der Nierendurchblutung bzw. Glomerulusfiltration, die stets mit einer Abnahme der Natrium- bzw. Wasserausscheidung verbunden ist. Die auslösenden Ursachen können in zwei Gruppen geteilt werden: 1. Die Nierengefäße nehmen an den sog. blutdruckregulierenden Reflexen teil, d. h. die Entlastung der Barorezeptoren im Carotis-sinus-Gebiet bzw. im Aortenbogen durch Blutdrucksenkung und/

---

*) Mit Unterstützung der Deutschen Forschungsgemeinschaft.

oder die Hypoxie bzw. Hyperkapnie des arteriellen Blutes führen eine ausgesprochene Nierenischämie herbei. 2. Bei allen Zuständen, die mit einem unzureichenden Blutkreislauf in Zusammenhang stehen, kommt es zum Anstieg des Sympathikustonus, wodurch eine Vasokonstriktion auch im Gebiet der Nierengefäße bzw. eine Nierenischämie zustande kommen. Starke Muskelarbeit, emotionale Belastung, Schmerzreize, sowie akute Schockzustände führen eine ähnliche Antwortreaktion der Niere herbei.

Die Abnahme bzw. das Aufhören der Harnsekretion im akuten Schockzustand wird als „Niere im Schock" bezeichnet. Im Pathomechanismus dieses Zustandes wird der Nierenischämie bzw. der Senkung der Filtrationsrate die führende Rolle zugeschrieben. Größere Blutverluste oder Traumen, Muskelquetschung (sog. Crush-Syndrom), Verbrennungen, schwerste Dehydratation, exzessive Pigmentausscheidungen wie z. B. nach inkompatibler Transfusion (sog. hämoglobinurische Nephrose), allergische Zustände, schwere Infekte usw. können zum im wesentlichen gleichen Krankheitsbild führen.

Dauert der akute Schockzustand nicht zu lange, so kann die Harnsekretion wieder in Gang gesetzt werden. Es kann jedoch vorkommen, daß der arterielle Druck bzw. der Kreislaufzustand normalisiert werden, daß aber doch einige Tage nach dem Abklingen der Schocksymptome die Oligo-Anurie manifest wird. Der Zustand wird als „Schock-Niere" bzw. akutes Nierenversagen bezeichnet und kann binnen einigen Tagen bzw. Wochen mit progressiver Azotämie zum urämischen Tod führen. In günstigeren Fällen kann der Patient überleben; es entwickelt sich eine Polyurie, und es kann zu einer totalen bzw. partiellen Restitution der Nierenfunktion kommen.

Eine Reihe exogener, sog. nephrotoxischer Substanzen (Sublimat, Uran- und Chromsalze, Athylenglykoll, Pilzgifte usw.) kann gleichfalls zum akuten Nierenversagen bzw. zum urämischen Tod führen, wobei die Symptome denen der Schockniere gleichen.

Im Tierexperiment kann, im Gegensatz zu den klinischen Erfahrungen, im allgemeinen kein posthämorrhagisches bzw. posttraumatisches Nierenversagen ausgelöst werden. Erleidet ein Tier ein Trauma, so geht es unmittelbar ein, oder es wird ohne Nierensymptome gesund. Beim Menschen besteht eine dritte Möglichkeit: das akute Stadium wird überstanden, aber nach einigen Tagen entsteht die mit Oligo-Anurie und Azotämie verlaufende akute Niereninsuffizienz. Das Verhalten der Tiere kann durch die geringere Empfindlichkeit ihrer Nieren und/oder durch die höhere Empfindlichkeit gegenüber dem Trauma erklärt werden, d. h. das Tier geht ein, bevor die Niereninsuffizienz zustande kommen kann.

Ein dem menschlichen posttraumatischen Nierenversagen analoges Krankheitsbild kann beim Tier (Hund, Ratte usw.) durch temporäre Abklemmung der A.renalis erzeugt werden. Die Schwere des Krankheitsbildes hängt in erster Linie von der Dauer der Abklemmung ab. (Aus technischen Gründen wird in den meisten Versuchen die rechte Niere entfernt und die linke Nierenarterie abgeklemmt.) Nach zweistündiger Abklemmung sind die Symptome der Niereninsuffizienz nur vorübergehend; nach vier- bis sechsstündiger Abklemmung gehen die Tiere unter oligo-anurischen Symptomen an schwerer Urämie ein. Das morphologische Bild der Nieren ist dem Nierenbefund beim menschlichen akuten Nierenversagen analog: das histologische Bild wird durch die Tubulusläsionen, bei relativ intakten Glomeruli, beherrscht. Die Alterationen werden vorwiegend im Epithel der proximalen

Tubuli gefunden, die von der hydropischen Degeneration bis zur vollständigen zytolytischen Nekrose reichen.

In unseren, seit langen Jahren durchgeführten Versuchen setzten wir uns das Ziel zwei Fragen zu beantworten: 1. Ist der Verlauf des postischämischen Nierenversagens (d. h. nach temporärer Abklemmung der A.renalis) *therapeutisch* zu beeinflussen? 2. Welchem *Pathomechanismus* ist die Azotämie bzw. Oligo-Anurie bei morphologisch faßbaren Tubulusläsionen und bei nahezu intakten Glomeruli zuzuschreiben?

1. Einfluß verschiedener „protektiven" Maßnahmen auf den Krankheitsverlauf bzw. auf die Mortalität. Am Anfang unserer Versuche fanden wir, daß die *Tiefe* der Narkose einen entscheidenden Einfluß auf den Krankheitsverlauf ausübt. Nach derselben Abklemmungsdauer sind die Symptome milder und die Mortalität geringer, wenn während der Abklemmung mit Chloralose (also *tief*) narkotisiert wird. In diesem Falle werden die Tiere noch schlafend in ihren Käfig transportiert, wo sie bis zum nächsten Morgen schlafen. Wird dagegen die Abklemmung in *oberflächlicher* Narkose (Morphin + Ätherrausch bzw. Pentothal) durchgeführt, so sind die Hunde nach Versorgung ihrer Wunde sofort wach und munter, aber das Krankheitsbild ist schwerer bzw. die Mortalität größer als nach tiefer Narkose. In späteren Versuchen konnten wir nach geeigneter Vorbereitung die Abklemmung der A.renalis, ohne Schmerz zu verursachen bzw. das Tier in irgendeiner Weise zu stören, bei wachen (nicht-narkotisierten) Hunden ausführen. Sämtliche Tiere dieser Gruppe gingen nach einigen Tagen an schwersten urämischen Symptomen ein.

In weiteren Versuchen fanden wir, daß operative (Splanchnikotomie) bzw. pharmakologische (Novokaininfiltration des Nierenhilus) Denervierung einen ähnlichen protektiven Einfluß ausübt, wie die tiefe Narkose. Wird während bzw. nach der Abklemmung intravenös ein Cocktail lytique (Chlorpromazin usw.) verabreicht, so kann der tödliche Ausgang bzw. die schwere Urämie in den meisten Fällen ebenfalls vermieden werden.

2. Die funktionelle Organisation der Niere im Zustand des postischämischen Versagens. An einem willkürlich festgesetzten Tag nach der Abklemmung wurden die Parameter der Nierenfunktion im akuten Versuch untersucht. Es ließ sich feststellen, daß auf Grund der *direkten* Ermittlung der aus der V.renalis strömenden Blutmenge die Nierenischämie keineswegs so vollständig ist, wie dies aufgrund der üblichen Clearanceuntersuchungen angenommen werden könnte. In leicht- bzw. schwer-azotämischen Fällen sinkt die Nierendurchblutung auf etwa 80 % bzw. 60 % des Kontrollwertes, es besteht also eine mäßige (jedoch signifikante) Nierenischämie.

Falls die mäßige Verminderung der Nierendurchblutung sämtliche Nephrone gleichmäßig treffen würde, wäre diese mäßige Abnahme der Nierendurchblutung keinesfalls als Ursache des Nierenversagens zu deuten. Es konnte jedoch mit freiem Auge festgestellt werden, daß nach dem akuten Versuch die oberflächlichen Rindenpartien, die die Mehrzahl der filtrierenden Glomeruli enthalten, blaß, also relativ blutleer sind. Die Ischämie betrifft also vorwiegend die kortikalen Nephronteile.

Für diese Auffassung spricht die sehr ausgesprochene Abnahme der Glomerulusfiltration. Zwischen den Filtrationswerten und dem Grad der Azotämie besteht eine hoch signifikante negative Korrelation. Aufgrund des (nahezu) normalen arteriellen Drucks, der nur wenig verminderten Nierendurchblutung und starker Abnahme der Filtrationsrate, muß auf eine präferenzielle Konstriktion der präglomerulären Arteriolen gefolgert werden.

In einer weiteren Versuchsreihe wurde die linke Nierenarterie bei intakt gebliebener rechter Niere abgeklemmt. Die Azotämie bzw. die Symptome der Niereninsuffizienz wurden durch die Anwesenheit der rechten (intakten) Niere abgewehrt. Im akuten Versuch konnten die Parameter der abgeklemmten (linken) und der intakten (rechten) Niere verglichen werden. Im Harn der postischämischen Niere sind die osmotische Gesamtkonzentration niedriger, die Na-Konzentration höher als im Harn der intakten Niere. Die Hyposthenurie wird als Zeichen der Läsion der distalen Tubuluszellen betrachtet. Im Sinne des Thurau-Mechanismus kann die Annahme nicht abgewiesen werden, daß die erhöhte Na-Konzentration im distalen Tubulusgebiet zur Konstriktion der afferenten Arteriolen beiträgt.

Die deutliche Abnahme der PAH-Sekretion (Tm_{PAH}) bzw. -Extraktion (E_{PAH}) wird als unmittelbare Folge der durch die Ischämie verursachten Tubulusnekrose betrachtet. Die Regeneration der PAH-Sekretion erfolgt viel langsamer als die Wiederherstellung der Nierenhämodynamik. Die Normalisierung der Rest-N-Werte weist *keine* Korrelation mit der PAH-Sekretion, jedoch eine hoch signifikante Korrelation mit der Wiedererhöhung der Filtrationsrate auf.

Aufgrund unserer Ergebnisse sind wir der Meinung, daß die Azotämie bzw. Urämie mit der Abnahme der Glomerulusfiltration im ursächlichen Zusammenhang steht. Der auch morphologisch faßbare Funktionsausfall der proximalen Tubuli wird als Folge der Ischämie und nicht als Ursache der Azotämie betrachtet.

Im vorliegenden Bericht wurde auf Wunsch des Herausgebers auf zahlenmäßige Angaben sowie auf Literaturzitate verzichtet.

Literatur beim Verfasser

Anschrift des Verfassers:
Prof. Dr. *P. Bálint*, Physiolog. Univ.-Institut, Budapest VIII, Puskin u. 9 (Ungarn)

Diskussion zu den Vorträgen 17 und 18

DUTZ berichtet über Rattenversuche, über dosierte Reize, die geeignet sind, ein akutes Nierenversagen zu erzeugen. Zum Teil handelt es sich um Abklemmversuche der Nierenarterien, zum anderen um Glycerininjektionen in die Muskulatur. Wenn die Abklemmung nicht 2 Stunden, sondern nur 30 oder 45 Minuten dauert oder vom Glycerin eine geringe Dosis verwendet wird, kommt es nicht zur Anurie, sondern sofort zur polyurischen Phase. Es wird also nicht eine vermehrte Natrium-, sondern auch die vermehrte Wasserausscheidung eine Rolle spielen. Damit kommt man eher zu einer Vergleichsmöglichkeit zu den analogen Krankheitszuständen. Clearanceuntersuchungen waren nicht ausführbar, man versuchte durch die Hippuran-Isotopennephrographie eine semiquantitative Angabe über die Nierenfunktion zu erhalten. Die Kurven sind in der polyurischen Anfangsphase fast normal, bei jenen Anurien, die tödlich endeten, war im Nephrogramm keine Funktion mehr zu erkennen.

KLÜTSCH war sehr befriedigt darüber, daß BÁLINT sich die Auffassung von THURAU zu eigen machte und annahm, der THURAU-Mechanismus könne auch beim Menschen eine Rolle spielen. Bekanntlich wird dieser Mechanismus von manchen Klinikern heftig bestritten. Doch existieren Befunde, die für die Richtigkeit der Resultate von THURAU sprechen. KLÜTSCH berichtete von einer urämischen Leptospirose, bei der die Inulinclearance viel stärker herabgesetzt war als der PAH-Clearance, daß also vielleicht eine verminderte Na-Reabsorption im aufsteigenden Schenkel der HENLEschen Schleife Grund dieser Differenz war. Es wurde die tubuläre Na-Rejektion bestimmt und festgestellt, daß diese Rejektion erhöht ist. Der weitere Verlauf zeigte dann, daß die glomeruläre Filtration länger niedriger blieb als die PAH-Clearance.

SIEBERTH wies darauf hin, daß die Wirkung von Furosemid die Richtigkeit der These von THURAU zu bestätigen scheint. Man nimmt ja an, daß das Furosemid die Na-Reabsorption auch im proximalen Tubulus hemmt. Es ist bisher nicht geglückt, die Anurie beim akuten Nierenversagen mit Diuretica zu durchbrechen. Mit Furosemid ist dies nach einigen Angaben möglich, vielleicht dadurch, daß an der Macula densa der Na-Übertritt blockiert wird.

RÉNYI-VÁMOS ist mit Herrn BÁLINT darüber einig, daß die Schockzustände beim Hund mit den Schockzuständen des Menschen nicht übereinstimmen. Das ist sehr wichtig und muß besonders betont werden. Die Definition des Nierenversagens besagt unter anderem auch, daß die Nieren vor dem oligo-anurischen Zustand ganz normal waren. Die histologischen Bilder zeigen aber etwas ganz anderes. RÉNYI-VÁMOS hat ungefähr 500 oligo-anurische Kranke behandelt und konnte in sämtlichen Biopsie- und Sektionsbildern außer den gut bekannten akuten Veränderungen der Nieren immer auch chronische alte Veränderungen nachweisen. Veränderungen an den Glomerula, wie Narbenbildung, Veränderungen der Basalmembran, Verwachsungen der Glomerulaschlingen, Verdickung der Basalmembran der Tubuli, interstitielle Veränderungen, Fibrose ohne oder mit Entzündung. Viele dieser Veränderungen waren klinisch latent.

RÉNYI-VÁMOS ist der Ansicht, daß das Zustandekommen eines oligo-anurischen Zustandes mit diesen alten, anamnestisch unbekannten, morphologischen Veränderungen zusammenhängt. Natürlich ist dies ein wichtiger Unterschied zwischen Mensch und Hund. Es ist nicht immer richtig, daß man von einer Defektheilung sprechen kann, es könnte ja auch sein, daß jene Werte, mit denen man eine Defektheilung begründet, schon vor dem oligoanurischen Zwischenfall vorhanden waren.

BRAUN hat Herrn THURAU einmal gebeten, das Wesen und den Sinn des von ihm gefundenen Mechanismus so zu erklären, daß es auch ein Chirurg verstehen könne. THURAU hat erwidert, daß die Schädigung der Niere sich am Tubulus auswirkt, daß man dies aber morphologisch nicht immer sieht. Die Folge der Schädigung ist die Verhinderung der Na-Rückresorption. Wenn keine Rückresorption von Na möglich ist, verliert der Körper innerhalb weniger Stunden so viel, daß der Tod unvermeidlich ist. Es muß ein Automatismus eintreten; der Körper entscheidet sich für das kleine Übel und das ist die Anurie. THURAU wollte nicht sagen, daß dies absolut immer richtig sei, doch sei es die beste Erklärung dafür, daß es zu einer totalen Anurie käme ohne einen morphologischen Ausdruck. Die allmählich wieder einsetzende Diurese sei bedingt durch die zunehmende Fähigkeit der Tubuluszellen wieder Na rückzuresorbieren.

FIGDOR äußerte sich dazu folgendermaßen: der THURAU-Mechanismus ist, soweit es den urologischen Bereich betrifft, schwer verständlich. Die Entlastungsreaktion nach Behebung eines Hindernisses kann größte Verluste an Kochsalz und Wasser zur Folge haben. Damit kommt es zu einem Kollaps, einer Dehydration mit bedenklichem Blutdruckabfall, der THURAU-Mechanismus tritt aber nicht in Aktion und trotz großer Kochsalzverluste und hoher Kochsalzkonzentration im Harn kommt es zu keinem plötzlichen Sistieren der Filtration. Wenn bei diesen Patienten nicht große Infusionen gemacht werden, gehen sie in der Polyurie am Schock zugrunde. Es ist bekannt, daß in kürzester Zeit das gesamte extrazelluläre Na verlorengehen kann.

KRÜCK macht dazu eine Zwischenbemerkung: Na-reiche Tiere lassen die Funktion dieses Mechanismus ebenfalls nicht erkennen. STEJSKAL weist als pathologischer Anatom darauf hin, daß zwischen der Schockniere und den experimentellen temporären Ischämien ein großer Unterschied besteht. Bei Schockniere des Menschen sind Nekrosen selten, nach der experimentellen Abklemmischämie häufig.

BÁLINT betonte im Schlußwort, daß man mit dem Thurau-Mechanismus nicht alles erklären könne. Es ist eine Arbeitshypothese, die zusammen mit den von BÁLINT und seinen Mitarbeitern gefundenen Tatsachen eine Erklärung der Anurie geben könnte. Im Mittelpunkt steht die Annahme eines Aufhörens der Filtration und man wird diese Annahme weiter diskutieren müssen.

19.

Aus der Kinderklinik Glanzing Wien (Österreich)

Das nephrotische Syndrom im Kindesalter

Von A. Rosenkranz

Das nephrotische Syndrom stellt im Kindesalter eine klinisch und biochemisch definierte Einheit dar. Ätiopathogenetisch kommen in dieser Altersstufe prinzipiell verschiedene Faktoren in Betracht, jedoch bleibt in den allermeisten Fällen für den Kliniker in dieser Altersstufe die Ätiologie unklar. Für diese Fälle wird in der Pädiatrie der umstrittene Begriff der genuinen Lipoidnephrose herangezogen. An Hand unseres Krankengutes, das auf Erfahrungen mehrerer Jahre zurückgeht, sollte durch funktionelle Untersuchungen einerseits und histologische Befunde nach Nierenbiopsien andererseits versucht werden, einen besseren Einblick hinsichtlich Prognose und Therapie dieses Krankheitsbildes zu gewinnen. In den letzten Jahren wurden bei 20 Kindern neben biochemischen Befunden und den im klinischen Routinebetrieb üblichen Nierenfunktionsproben 23 Belastungen mit humanem Albumin durchgeführt. Das Erkrankungsalter unserer Patienten lag zwischen 2 und 14 Jahren, die Dauer der Erkrankung betrug zum Zeitpunkt der Untersuchungen zwischen 1 Monat und 10 Jahren. Die Kinder bekamen eine konstante Eiweißmenge, meist $2^{1}/_{2}$ g pro kg Körpergewicht pro Tag und eine konstante Flüssigkeitsmenge zugeführt. Bei diesen Patienten wurde nach Bestimmung des Durchschnittswertes der renalen Eiweißausscheidung zweier Vortage 1 ml 20 % humanes Albumin pro kg Körpergewicht i. v. verabreicht. Die absolute Ausscheidung von Eiweiß in den folgenden 24 Std. wurde mit dem Durchschnittswert der Vortage verglichen. Bei gleicher renaler Ausscheidung vor und unter Humanalbumin wurde von kompletter Retention gesprochen. War nach Zufuhr von Humanalbumin i. v. die Harneiweißausscheidung größer, mußte ein zusätzlicher Eiweißverlust angenommen werden. Dieser Eiweißverlust und die daraus errechnete Retention wurde in Prozent der zugeführten Menge angegeben. Unter diesen 23 Humanalbuminbelastungen – wir wollen infolge der Kürze der Zeit nur auf diese Untersuchung und auf die Biopsien eingehen und die im Krankheitsablauf überhaupt sehr variablen Nierenfunktionsproben für diese Fragestellung vernachlässigen – sind 11 normal ausgefallen, i. e. das zugeführte Albumin wurde komplett retiniert. Demgegenüber stehen 11 Fälle, bei denen ein pathologischer Test beobachtet wurde. Bei diesen Patienten wurde deutlich mehr Eiweiß ausgeschieden, es war also die Retention keinesfalls 100 %. Weiterhin bestand eine gute Übereinstimmung dieser Untersuchungsergebnisse mit den Serumeiweiß- und Cholesterinwerten. So ergab sich ein Durchschnittswert von Cholesterin von 256 mg% in der Gruppe mit normalen Ergebnissen beim Humanalbumintest und von 525 mg% in der Gruppe mit pathologischen Testergebnissen. Diese Untersuchungen wurden nun mit Nierenbiopsien verglichen, die nach der Methode von Thaler, Beringer und Deutsch mit der Menghini-Nadel durchgeführt wurden. Unter diesen 24 Untersuchungen verlief bei 20 Kindern die Biopsie erfolgreich, in 2 Fällen wurde nur Nierenmark aspiriert. Auf die Technik möchte ich nicht eingehen. Überblickt man die histologischen Befunde, die bei diesen Kindern erhoben wurden, so kann man 3 Gruppen unterscheiden. Bei der ersten Gruppe (4 Fälle) handelte es sich um Befunde, die einer subakuten bis chronischen Glomerulonephritis zuzuordnen sind. Die schwere Entzündung, die Proliferation im Bereich der Bowmanschen Kapselepithelien, die Schrumpfungen, die Hyalinisierung, die Fibrosierung im Interstitium können dabei demonstriert werden. Diese Fälle boten gute Übereinstimmung mit den biochemischen Befunden und eigentlich keine Einordnungsschwierigkeiten. Die zweite Gruppe – nur ein Fall – zeigte bei der Biopsie normale Glomerula. Die histologische Einordnung der restlichen 13 Fälle war besonders schwierig. Analysiert man die glomerulären Veränderungen, die diese Kinder geboten haben, so waren deutliche Veränderungen vorhanden wie Epithel- und Endothelproliferationen, Schlingenkapselsynechien, Schlingen-Schlingen-Synechien, Wandverdickung der Kapillarschlingen, mesangiale Veränderungen usw. Nach diesen histologischen Befunden haben diese letztgenannten Fälle, wenn man diese einzuordnen versucht, gerade noch unter dem Begriff des nephrotischen Syndroms Platz, sind aber zu gering, um sie bei strenger histologischer Bewertung der proliferativen Glomerulonephritis vom chronischen Typ einzuordnen. Gerade in dieser 3. Gruppe sind Kinder, die Befunde aufwiesen, wie sie einem schweren, aktiven nephrotischen Syndrom zuzuordnen sind, andererseits aber auch solche vertreten, die seit Jahren klinisch und biochemisch geheilt sind. Faßt man nun diese funktionellen und morphologischen Gesamtergebnisse zusammen, so könnte man folgendermaßen formulieren. 4 Kinder aus dieser Gruppe hatten eindeutige subakute bis chronische glomerulonephritische Veränderungen, die auch pathologische Befunde im Sinne der Nierenfunktionsdiagnostik und bei Belastung mit humanem Albumin zeigten. 1 Kind hatte lichtoptisch normale Glomerula. Diese Patientin wies zum Zeitpunkt der Biopsie normale Nierenfunktionen auf. Interessant ist, daß gerade dieses Kind eine bisher 9jährige Krankheits- und Behandlungsdauer mit schweren Rezidiven entwickelt hatte. Die restlichen 13 Patienten hatten histologisch keinen normalen Befund, aber auch nicht einen solchen, den man als eine typische chronische Glomerulonephritis anerkennen könnte. Es läßt sich zusammenfassen, daß eine Übereinstimmung der funktionell-biologischen Befunde mit den histologischen Untersuchungen nur bei dem Kind mit normalen histologischen Befunden und bei der Gruppe mit Zeichen einer proliferativen Glomerulonephritis nachweisbar war. In allen anderen Flällen, und zwar gerade bei jenen, wo der Kliniker ein echtes Bedürfnis zur Klassifizierung hätte, besteht eine Diskrepanz zwischen funktioneller und morphologischer Beurteilung. So ließen sich eben ähnliche histologische Befunde bei Patienten mit sehr divergenten klinischen und biochemischen Resultaten nachweisen. Es finden sich in der Tat in unserem Krankengut klinisch und biochemisch seit Jahren als geheilt anzusehende Fälle in nephrotischem Syndrom mit histologischen Veränderungen, wie sie auch bei klinisch als schwer und aktiv zu klassifizierenden glomerulären Nephropathien zur Beobachtung kamen (ein Verhalten, auf das vor allem von GALAN und MASO schon vor Jahren hingewiesen wurde). Auf Grund unserer Verlaufsbeobachtungen bei Kindern mit nephrotischem Syndrom kann somit dem Kliniker die funktionell-biochemische Synopsis konklusiver als das morphologische Ergebnis sein. Es muß allerdings auf Grund dieser Untersuchungen offenbleiben, ob die morphologischen Kriterien auch für die Spätprognose einen größeren Aussagewert als die funktionelle Beurteilung besitzen. In Übereinstimmung mit anderen Autoren scheint uns die Intensität und die Schnelligkeit des Ansprechens auf eine Glukocorticoidtherapie ein wertvolleres prognostisches Kriterium als das Ergebnis der Nierenbiopsie zu sein. Definitive Schlußfolgerungen werden erst nach Nachuntersuchung eines solchen Krankengutes etwa nach 10 oder 20 Jahren mit Sicherheit möglich sein. Abschließend läßt sich auf Grund verschiedener Befunde und Therapieergebnisse, die etwa 60–70 % Daueremissionen oder komplette Heilungen ergeben, für die Pädiatrie der mitunter noch vertretene unitarische Standpunkt, daß jedem nephrotischen Syndrom eine proliferative Glomerulonephritis zugrunde liegen müsse, mit Sicherheit ablehnen.

Literatur beim Verfasser

Anschrift des Verfassers:

Prof. Dr. *A. Rosenkranz*, Kinderklinik Glanzing, Wien XIX, Glanzinggasse 37 (Österreich)

Diskussion zum Vortrag 19

ALWALL glaubt, daß man auf Grund der Biopsie nun eine bessere Einteilungsmöglichkeit hat. Bei minimalen Veränderungen sind die Behandlungsergebnisse der Steroidtherapie in Hinsicht auf die Proteinurie ausgezeichnet. Allerdings ist die Prognose der Krankheit mit und ohne Steroide gleich. Trotzdem sollte man Steroide und Diuretica verwenden – eben zur Therapie der Symptome. Bei einer membranösen Glomerulonephritis ist die Antwort auf die Steroidtherapie eine schlechte. Auch die Kombination mit einer Immunotherapie ist nutzlos. Dies gilt – auch als Antwort auf eine Zwischenfrage von ROSENKRANZ – sowohl für Kinder wie für Erwachsene.

ROSENKRANZ zweifelt nicht daran, daß ein großer Unterschied besteht, ob es sich um eine sog. reine Glomerulonephrose (der Begriff ist angreifbar) oder um eine Glomerulonephritis handelt. Auf Grund der etwa 55 Fälle von nephrotischem Syndrom im Kindesalter wurde die gleiche Beobachtung gemacht, daß prinzipiell die Fälle mit sozusagen reiner Symptomatik auf eine Glucocorticoidbehandlung besser ansprechen als jene Fälle, bei denen man von einer Nephrose-Nephritis-Mischform sprechen könnte. Allerdings wird der Meinung, die in verschiedenen großen amerikanischen Berichten geäußert wurde, daß mit oder ohne Corticoidtherapie der Erfolg derselbe wäre, nicht zugestimmt. Tatsache ist, daß seit der Einführung der Corticoidbehandlung die Sterblichkeit dieser Kinder weit gesenkt werden konnte. Mit der Medikation werden nicht nur die Ödeme und die Proteinurie beherrscht, sondern auch das gesamte biochemische Syndrom normalisiert. Durch eine langdauernde – das ist das Entscheidende – chronisch intermittierende Prednisonzufuhr werden viele Kinder jahrelang in einem Zustand gehalten, den man schon als Heilung bezeichnen kann.

MICHIELSEN erwähnt zur Statistik, die ALWALL gebracht hat, daß die Bewertung der Resultate der Steroidtherapie deshalb so schwierig ist, weil die verabreichte Dosis und die Dauer der Behandlung von einer zur anderen Gruppe differiert. MICHIELSEN hat selbst seit einigen Jahren systematische Studien beim Erwachsenen durchgeführt. Bei Anwendung sehr hoher Dosen über eine lange Zeit hatte er bei allen Patienten mit entsprechend langer Nachuntersuchung eine 100 % Remission, wenn die Biopsie nur minimale Veränderungen ergeben hatte. Ein wesentlicher Punkt ist der, daß man einige Fälle sehr lange Zeit zu behandeln hat. An Hand einer Tabelle wird demonstriert, wie rasch einige Patienten mit minimaler Proteinurie ansprachen, während bei anderen Patienten sehr hohe Dosen bis zu 36 Monaten verabreicht werden mußten, bevor die Proteinurie verschwand. Ein nephrotisches Syndrom bei Erwachsenen mit minimalen bioptischen Veränderungen konnte immer geheilt werden. Es wird auch ein Patient gezeigt, der von der Steroidtherapie abhängig bleibt, bei dem man aber mit ganz niedrigen Dosen den Harn eiweißfrei halten kann. Bei der proliferativen Gruppe wird es immer Schwierigkeiten mit der Steroidtherapie geben. MICHIELSEN konnte aber recht interessante Resultate beobachten, wenn die Steroidtherapie mit der Verordnung mit entzündungshemmenden Medikamenten gekoppelt wurde.

ROSENKRANZ stellte im Schlußwort fest, daß das Hauptproblem der Behandlung die Intensität der Therapie, die adäquate Dosierung und die Länge der Behandlungsdauer ist. Bei Kindern muß die Prednisontherapie nach der anfänglichen Behandlungsperiode wenigstens durch 1 Jahr fortgesetzt werden. Dies auch dann, wenn sich die Laboratoriumsbefunde normalisiert haben.

20.

Aus der Chirurgischen Universitätsklinik Münster i. W.

Komplikationen und Todesursachen der Urämie und ihre therapeutischen Konsequenzen

Von L. Braun

Die Urämie tritt uns als ein Krankheitsbild entgegen, welches den gesamten Organismus in Mitleidenschaft zieht und schwere morphologische, funktionelle und psychische Veränderungen hervorruft. Azidose, Azotämie und Anämie beeinträchtigen die Lebensvorgänge in jeder Zelle, gleich ob es sich um Schleimhaut-, Muskeloder Drüsengewebe handelt. Bei fehlender oder unzureichender Therapie treten in der Regel bei der Urämie am Magen-Darm-Trakt schwere Veränderungen auf, die in Schleimhautödem, Entzündungen, Nekrosen und Blutungen bestehen. Infolge der entzündlichen Veränderungen der Schleimhaut resultiert eine verminderte Resorption von Vit K und eine verminderte Bildung von Prothrombin, so daß die beim urämischen Patienten ohnehin bestehende Blutungsneigung und damit schließlich die Anämie verstärkt wird. Die pathologisch-anatomischen Befunde bei 82 im urämischen Koma verstorbenen Patienten: Am Ösophagus fanden sich 7mal schwere Nekrosen, 41mal Gastritis, 27 ausgeprägte Blutungen, 5 Ulcera, 3mal Nekrosen der Magenschleimhaut, schließlich 18 Fälle mit einer Enterocolitis, 16 Fälle mit einer Enteritis, 13 mit einer Colitis und Schleimhautblutungen im Darmbereich bei 14 Patienten. Die Urämie geht häufig mit einer Hypertonie einher, die ebenso wie eine Überwässerung, Störungen im Elektrolythaushalt, Azidose, Azotämie und Anämie und schließlich eine bakterielle oder abakterielle Endo-, Myo- oder Pericarditis die Herzfunktion ungünstig beeinträchtigen. Eine Verfettung der Herzmuskelzellen fand sich in 37 Fällen, trübe Schwellung in 28 Fällen. Ein interstitielles Ödem 24mal, Blutungen, sowohl subendocardial als auch im Myokard in 20 Fällen, eine Pericarditis und Linkshypertrophie je 19mal, interstitielle Infiltrate bei 11 Patienten, Myokardfibrose 9mal, Endocarditis 6mal, Myokarditis 3mal, 5mal Nekrosen der Herzmuskel bzw. Herzmuskelabzesse und 3mal ein Myokardinfakt. Die Atmungsorgane sind bei der Urämie häufig Sitz schwerer Komplikationen. Im Vordergrund stehen dabei das Lungenödem oder der Pleuraerguß infolge allgemeiner Überwässerung, Herzinsuffizienz und Lungenenzündungen, deren Auftreten durch die allgemeine Intoxikation und Widerstandsschwäche des urämischen Patienten sowie durch die Anämie begünstigt werden. Diese pulmonalen Komplikationen wirken sich durch Hypoxydose ungünstig auf das Herz und zahlreiche andere Organe aus. Bei 82 Patienten fand man 78mal ein Lungenödem, 47mal einen Pleuraerguß, in je 25 Fällen eine Pleuritis, Pneumonie oder Tracheobronchitis, Blutungen im Lungenparenchym, in 13 Fällen Bronchiolitis und Tracheitis, 6mal trat eine Lungenembolie auf, 6mal fand man eine ältere Tuberkulose und bei 4 Patienten multiple Lungenabszesse. Als Ausdruck einer zerebralen Beteiligung treten bei der Urämie Bewußtseinsstörungen, Bewußtlosigkeit und generalisierte Krampfanfälle auf. Eine Folge dieser zerebralen Komplikationen ist eine Beeinträchtigung der Atemtätigkeit und der Herztätigkeit. Dazu kommt als besondere Gefährdung des Patienten Bewußtlosigkeit, die das Auftreten von Dekubitalgeschwüren und Aspirationspneumonien begünstigt. Bei 55 Sektionen fand man 31mal ein Hirnödem, einen Kleinhirndruckkonus in 22 Fällen, Hirnschwellung und intrazerebrale Blutungen bei 6 Patienten. Entscheidend für die Prognose der Urämie kann auch der Funktionszustand der Leber sein. Alle möglichen der genannten Komplikationen bedeuten eine Schädigung des Leberparenchyms. Bei urämischen Patienten wird daher regelmäßig eine verminderte Eiweißneubildung festgestellt, so daß die Wundheilung verzögert, die Blutgerinnung gestört und die Resistenz gegenüber Infektionen erheblich abgeschwächt ist. Eine Verfettung der Leberzellen fand man 72mal, 35mal eine trübe Schwellung, 32mal Nekrosen der Leberzellen, eine Haemosiderose 10mal, 3mal eine Perihepatitis bzw. Cirrhose und je 2mal eine akute gelbe Leberdystrophie, Amyloidose und multiple Abszesse. Häufig vor allem bei der akuten Niereninsuffizienz sind Komplikationen im Bereiche der harnableitenden Wege, die von entscheidender Bedeutung für die Früh- oder Spätprognose der akuten Niereninsuffizienz sind. Auch die Niere wird durch eine Azidose, Azotämie, Anämie, durch Kollapszustände, durch die Hypoxydose, Hypoproteinämie und durch eine Leberinsuffizienz geschädigt. Es besteht ständig die Gefahr einer hämatogenen oder ascendierenden Keimabsiedelung mit Abszedierung und Gewebsuntergang. Wir haben bei den letzten 15 Patienten mit akuter Niereninsuffizienz ganz unterschiedlicher Genese regelmäßig Urinuntersuchungen durchgeführt und konnten stets zu jedem Zeitpunkt der Erkrankung pathogene Keime im Harn nachweisen. Die anatomischen Befunde waren folgende: Bei 82 Patienten fand man 60mal Epithelnekrosen, 49mal interstitielle Infiltrate, 27mal ein interstitielles Ödem, Blutungen in Mark oder Rinde bei 21 Patienten, im Bereiche der Nierenbeckenschleimhaut bei 15 Patienten, 12mal Rindennekrosen, 10mal Papillennekrosen, eine Tubulorhexis bei 9 Fällen, multiple Nierenabzesse 8mal und 2mal eine Amyloidose. Aus all diesen Befunden läßt sich erkennen, wie vielgesichtig das Bild der Urämie sein kann. Dabei wurden in dieser Zusammenstellung die wahrscheinliche Schädigung der endokrinen Organe gar nicht erwähnt. Dementsprechend muß die Behandlung der Urämie vom Beginn an dieser komplexen Pathogenese und Pathophysiologie Rechnung tragen. Wir wissen alle, wie durch rechtzeitig einsetzende oder prophylaktische Maßnahmen die Prognose der Niereninsuffizienz gebessert werden kann. Für die Behandlung der Urämie ergeben sich daher folgende Konsequenzen: Urämische Patienten sollten sobald wie möglich an ein Nieren- oder Dialysezentrum eingewiesen werden. Durch rechtzeitige und ausreichende Dialysen kann die Urämie in der Regel beherrscht werden, und die Patienten blieben in einem guten Allgemeinzustand. Erbrechen und Durchfälle sowie schwere Blutungszwischenfälle können damit vermieden werden. In jedem Falle soll eine vollwertige orale Ernährung angestrebt werden. Eine exakte Steuerung und Überwachung des Wasser- und Elektrolythaushaltes ist notwendig. Häufig sind Blut- und Eiweißsubstitutionen erforderlich. Wir verordneten jedem Patienten prophylaktisch 60–80 mg Vitamin K und glauben, daß seitdem die Blutungszwischenfälle wesentlich seltener geworden sind. Schließlich sind regelmäßige Atem- und Bewegungsübungen notwendig. Zuletzt sollte eine ausreichende Behandlung mit Antibiotika zur Vermeidung oder zur Therapie entzündlicher Komplikationen insbesonders im Bereiche der Nieren und harnableitenden Wege die übrigen therapeutischen Maßnahmen ergänzen.

Literatur beim Verfasser

Anschrift des Verfassers:

Doz. Dr. *L. Braun,* Chirurg. Univ.-Klinik, 44 Münster/Westf.

Diskussion zum Vortrag 20

Einen Einwand von LACHNIT, daß die Hypertonie nicht eigentlich zur Urämie gehöre, begegnete BRAUN in der weiteren Diskussion damit, daß eine Hypertonie auf Grund eines chronischen Nierenleidens gelegentlich schon vorhanden war, daß aber auch jene Hypertonie gemeint ist, die sich beim akuten Nierenversagen schon in den ersten Tagen entwikkelt. SIEBERTH war nicht einverstanden mit der Angabe BRAUNS über die Häufigkeit der Harninfektionen. Er hatte in einem eigenen Material von 230 Fällen in $2/3$ Hinweise für eine Harninfektion gefunden, wobei aber für ihn die Frage offenblieb, ob bei wenigen Leukozyten und niedrigen Keimzahlen schon von einer echten Harnwegsinfektion gesprochen werden darf. Die meisten dieser Fälle heilten auch ohne eine antibiotische Therapie aus. Im Krankengut von BRAUN befinden sich allerdings viele gynäkologische Fälle. Der Faktor, der die Niere so schädigt, daß ein akutes Nierenversagen entsteht, wirkt auch nach Behebung der Anurie lange nach. Die Gefahr einer hämatogenen oder ascendierenden Infektion ist bei diesen vorgeschädigten Nieren besonders groß.

PRECHT war der Meinung, daß die Ansicht BRAUNS über die Häufigkeit der Infektion zu Recht besteht, auch bei späten Kontrollen wurden viele Harnwegsinfekte gefunden.

21.

Aus der Medizinischen Universitätsklinik Tübingen

Untersuchungen über den Herzstoffwechsel bei Urämie *)

Von P. SCHOLLMEYER und H. NIETH

Mit 1 Tabelle

Die Frage nach dem Substrat- und dem Sauerstoffverbrauch des menschlichen Herzens unter normalen Bedingungen, unter körperlicher Belastung und bei verschiedenen erworbenen und angeborenen Herzfehlern ist wiederholt und intensiv anhand von Bestimmungen arterio-venöser Differenzen untersucht worden. Zu diesem Zweck entnimmt man das venöse Herzblut mit Hilfe eines Herzkatheters aus dem Koronarsinus, also dem Gefäß, welches den linken Ventrikel drainiert, und das arterielle Blut simultan einer Systemarterie, in der Regel der Arteria brachialis. Aus den Untersuchungen des Arbeitskreises von BING, BERNSMEIER u. RUDOLPH und KEUL u. Mitarb. geht hervor, daß das menschliche Herz seinen Energiebedarf vorwiegend aus der Oxydation freier Fettsäuren, Laktat, Pyruvat und zu einem geringen Grade auch aus Glukose und Ketonkörpern deckt. Die Aufnahme der einzelnen Substrate wird, von gewissen Einschränkungen abgesehen, von der Höhe ihrer arteriellen Spiegel bestimmt.

Es liegen bisher kaum Untersuchungen darüber vor, ob Veränderungen der Gesamtstoffwechselsituation des Körpers auch mit einer Änderung der Substrataufnahme des Myokards einhergehen. Wir haben uns in unseren Untersuchungen von der Frage leiten lassen, ob die urämische Stoffwechsellage mit ihren Veränderungen

---

*) Mit Unterstützung der Deutschen Forschungsgemeinschaft.

des Elektrolyt-, Säure-Basen- und Wasserhaushaltes, mit der renalen Anämie und der gestörten Membranfunktion sich auch auf die Substrataufnahme des Herzens auswirkt.

Tab. 1

Substrat- und Sauerstoffverbrauch des Herzens

Respiratorischer Quotient und koronare arterio-venöse Differenzen für Sauerstoff, Kohlensäure, freie Fettsäuren, Laktat, Pyruvat und Glukose

Herzgesunde

	RQ	O₂	CO₂ Vol %	FFS * µAeq/l	Lakt. mMol/l	Pyr. µMol/l	Glukose mMol/l
X_D	0,74	12,62	9,34	115,5	0,306	25,44	0,17
S_D	0,14	1,53	1,96	56,5	0,221	19,0	0,25
S_{XD}	0,04	0,35	0,51	12,6	0,051	4,26	0,056
N	15	19	15	20	19	20	19
p		< 0,001	< 0,001	< 0,001	< 0,001	< 0,001	< 0,01

Urämiekranke

	RQ	O₂	CO₂ Vol %	FFS * µAeq/l	Lakt. mMol/l	Pyr. µMol/l	Glukose mMol/l
X_D	0,77	7,9	6,13	116	0,198	17,5	0,12
S_D	0,22	1,4	1,84	53	0,188	21,6	0,19
S_{XD}	0,06	0,37	0,47	15	0,052	5,8	0,05
N	14	14	14	13	13	14	14
p		< 0,001	< 0,001	< 0,001	< 0,01	< 0,01	< 0,05

* für Vollblut korrigiert

Methodik

Insgesamt wurden 13 urämische Patienten mit einem Kreatininspiegel zwischen 4,4 und 25 mg% unter Grundumsatzbedingungen mit Hilfe der Koronarsinuskatheterisierung untersucht. Bestimmt wurden: die Substratspiegel der freien Fettsäuren, der Glukose, des Laktat, des Pyruvat sowie der Sauerstoffverbrauch und die CO_2-Bildung. Die methodischen Einzelheiten werden an anderer Stelle dargestellt.
Die Kranken waren kardial kompensiert, 4 von ihnen wiesen einen erhöhten Druck im rechten Vorhof auf.

Ergebnisse und Diskussion

In Tab. 1 sind die Ergebnisse bei Urämiekranken denen bei 20 Herzgesunden gegenübergestellt. Aufgeführt sind die arterio-koronarvenösen Differenzen für Sauerstoff, CO_2 und die untersuchten Substrate. Die avD-O_2 ist bei den Urämiekranken als Folge der Anämie mit 7,9 Vol% gegenüber den Herzgesunden mit 12,6 Vol% signifikant kleiner, wie auch der arterielle Sauerstoffgehalt signifikant erniedrigt ist. Da jedoch nicht angenommen werden kann, daß der Sauerstoffbedarf dieser Herzen kleiner ist als der normaler, muß auf eine erhöhte Koronardurchblutung bei den Urämiekranken als Folge der Anämie geschlossen werden.
Die avD der freien Fettsäuren unterscheidet sich in beiden untersuchten Gruppen nicht wesentlich voneinander. Da jedoch, wie eben gezeigt, die Koronardurchblutung bei den Urämiekranken erhöht ist, werden pro Zeiteinheit mehr freie Fettsäuren

in dieser Gruppe aufgenommen. Die arterio-koronarvenösen Differenzen für Laktat, Pyruvat und Glukose sind niedriger und betragen etwa zwei Drittel der Werte bei Herzgesunden. Die Substrataufnahme des Herzens zeigt auch bei den Urämiekranken die von anderen Autoren beobachtete und von uns bereits erwähnte Abhängigkeit von der Höhe des arteriellen Substratspiegels. Eine statistisch hochsignifikante lineare Beziehung dieser Art ergab sich für unveresterte Fettsäuren, eine signifikante Beziehung auch für Pyruvat. Keinerlei Beziehung zwischen arteriellem Spiegel und arterio-venöser Differenz bestand für Glukose, entsprechend den Befunden anderer Autoren. Im Gegensatz zu den Befunden an normalen Herzen läßt sich für Laktat eine Korrelation zwischen dem arteriellen Spiegel und der arterio-koronarvenösen Differenz bei Urämiekranken nicht nachweisen.

Vergleicht man die arteriellen Substratspiegel bei den Urämiekranken mit den Befunden bei Herzgesunden und den Ergebnissen anderer Untersuchungsgruppen, so lassen sich lediglich ein leicht erhöhter arterieller Spiegel für Glukose und ein geringgradig erniedrigter arterieller Spiegel für unveresterte Fettsäuren feststellen. Unter Berücksichtigung der Abhängigkeit der Substrataufnahme vom arteriellen Spiegel ergeben sich für Pyruvat und unveresterte Fettsäuren keine verwertbaren Unterschiede für die Urämiker im Vergleich zu dem gemischten Krankengut anderer Untersucher.

Dagegen zeigt sich, daß die Extraktion für Glukose vermindert ist und auch die koronare arterio-venöse Laktatdifferenz in dieser Krankheitsgruppe deutlich herabgesetzt ist.

Versucht man einzelne Parameter der urämischen Stoffwechselkonstellation zum arteriellen Substratspiegel zu korrelieren, so lassen sich keine Beziehungen zum Kreatiningehalt, zum Grad der Acidose, gemessen am pH, und zum Grad der Anämie gemessen am Hämatokritwert herstellen.

Auf gleiche Weise läßt sich auch zeigen, daß die Acidose und die Anämie ohne Einfluß auf die koronare arterio-venöse Substratdifferenz sind. Auch der Kreatiningehalt des Serums als Maß für die Intensität der urämischen Stoffwechselsituation beeinflußt die myokardiale Substratextraktion der unveresterten Fettsäuren, der Glukose und des Pyruvat nicht. Lediglich für Laktat zeigt sich eine negative Korrelation in dem Sinne, daß die Laktataufnahme des Herzens mit steigendem Kreatiningehalt im Serum absinkt. Diese Beziehung ist statistisch gesichert. Damit bestätigt sich die bereits aus der insgesamt verminderten mittleren Laktataufnahme sowie der fehlenden Abhängigkeit zwischen Laktatspiegel und myokardialer Laktataufnahme abgeleitete Vermutung, daß die Urämie mit einer gestörten Laktataufnahme durch das Herz einhergeht. Es ist wahrscheinlich, daß als Ursache der herabgesetzten Laktataufnahme eine gestörte Utilisation der Milchsäure anzunehmen ist.

Da nur die Aufnahme von Laktat, nicht jedoch die von Pyruvat gestört ist, liegt es nahe, eine Hemmung der Laktatdehydrogenase des Herzmuskels als Ursache der gestörten Laktataufnahme anzusehen. Diese Annahme wird durch einzelne Befunde in der Literatur gestützt. MORGAN, MORGAN u. THOMAS und MORGAN u. MORGAN fanden eine Hemmung der Laktatdehydrogenase aus Kaninchenmuskel und eine Hemmung der Glukoseutilisation normaler Erythrozyten durch ein Ultrafiltrat von Seren von Urämiekranken. EMERSON u. Mitarb. sahen neben einem Anstieg der Aktivität der Serumlaktatdehydrogenase nach Dialyse ebenfalls einen hemmenden Effekt eines Ultrafiltrates von Urämikerseren auf die Aktivität von Serumlaktatdehydrogenase von Gesunden. Die Identifizierung des hemmenden Faktors selbst ist bisher nicht gelungen. Möglicherweise sind Harnstoff oder Oxalat an der Hemmung der LDH beteiligt. Wahrscheinlich werden jedoch nur einzelne Fraktionen von Isoenzymen der LDH gehemmt.

Der Anteil der einzelnen Substrate am Sauerstoffverbrauch des Herzens bei Urämiekranken unterscheidet sich im Vergleich zu Befunden an Herzgesunden darin, daß der Anteil der Glukose am Gesamtstoffwechsel des Herzens deutlich niedriger ist. Zum Ausgleich dafür steigt der Anteil der freien Fettsäuren am Sauerstoffverbrauch des Myokard an.

Zusammenfassung

In der Urämie findet eine Störung der Laktataufnahme durch das Myokard statt. Mit steigendem Serumkreatininspiegel wird der aufgenommene Laktatanteil kleiner. Die wahrscheinliche Ursache der gestörten Laktataufnahme ist eine Hemmung der Laktatdehydrogenase durch das Serum des Urämiekranken.

Der Anteil der Glukose am Gesamtstoffwechsel des Herzens ist erniedrigt, derjenige der freien Fettsäuren im Vergleich zu Herzgesunden erhöht.

Literatur beim Verfasser

Anschrift der Verfasser:

Doz. Dr. *P. Schollmeyer* und Dr. *H. Nieth,* 1. Medizin. Univ.-Klinik, 74 Tübingen

22.

Aus der Medizinischen Universitätsklinik Tübingen

Die EEG-Veränderungen bei akuter und chronischer Niereninsuffizienz

Von E. ZYSNO und H. E. REICHENMILLER

Die Einführung des EEG durch die grundlegenden Arbeiten und Experimente des Jenenser Psychiaters HANS BERGER (1924–1929) erfolgte zunächst naturgemäß in der Neurologie, besonders in der Klinik der Anfallsleiden. Später wurde die Indikation erweitert und das EEG in die Neurochirurgie für die Diagnostik der raumfordernden zerebralen Prozesse übernommen. Erst nach den 40er Jahren erweiterte sich der Anwendungsbereich auf die Nachbardisziplinen, vor allem die Pädiatrie, Innere Medizin und Anästhesiologie, da das EEG ein sehr empfindliches *Indiz* der Hirnfunktion darstellt und so die frühe Erkennung und objektive Registrierung verschiedener Komatypen und Komatiefen erlaubt. In ähnlicher Weise können die verschiedenen Narkosestadien im EEG registriert und diagnostiziert werden.

Mit der Möglichkeit, eine Differentialdiagnose bei Intoxikationen und biochemischen Stoffwechselstörungen mit Hilfe des EEG zu stellen, wird gleichzeitig die klinische Bedeutung dieser ursprünglich neurophysiologischen Untersuchungsmethode umrissen. Dies führte uns zu einer intensiveren Bemühung einer Analyse der Hirnstrombildveränderungen bei Urämie. Aus dem Patientengut mit renaler Insuffizienz haben wir bei 208 Patienten 510 EEGs abgeleitet. Bei 35 Patienten mit 53 extrakorporalen Hämodialysen verfolgten wir 141 Verlaufsserien, desgleichen bei 30 Patienten mit 83 intermittierenden Peritonealdialysen erfolgten 146 EEG-Kontrollen. Die elektroenzephalographischen Untersuchungen wurden vor, während und nach der Dialyse durchgeführt. Neben den routinemäßigen Untersuchungen der klinisch-chemischen Serumwerte unter der Dialyse beobachteten wir bei gegebener Indikation die korrespondierenden Werte im Liquor cerebrospinalis (Harnstoff, Kreatinin, Kalium, Natrium, Chlor). Ebenso erfolgte die fortlaufende Kontrolle des Blutdrucks; Werte über 200 mm HG systolisch wurden nicht gefunden. Ein persistierendes Symptom war die begleitende Anämie.

Die Patienten, die der extrakorporalen Hämodialyse zugeführt wurden, waren hauptsächlich im akuten Nierenversagen, während die Patienten mit intermittierender Peritonealdialyse überwiegend zur Gruppe des chronischen Nierenversagens zuzurechnen waren.

Beim akuten Nierenversagen fiel auf, daß in 40 % der Fälle eine deutliche Besserung des EEG-Befundes zu verzeichnen war, d. h. vor der Dialyse charakterisierten langsame Frequenzen den Verlauf. Mit Besserung des Zustandes nach der Dialyse traten wieder raschere Frequenzen im Hirnstrombild auf. Bemerkenswert war die verzögerte Änderung der chemischen Werte im Liquor, wohl bedingt dadurch, daß Liquor und Serum unterschiedliche Puffersysteme darstellen. Verschiedene Autoren bestätigen, daß frühestens 2 Std. nach der Dialyse mit einer wesentlichen Änderung zu rechnen ist. Damit besteht doch die Gefahr einer Hydratation des Liquorraumes und damit des sog. Dysäquilibrium-Syndroms, das am wirkungsvollsten durch eine langsame Senkung retinierter Substanzen vermieden wird. So beobachteten wir auch Verschlechterungen nach der Dialyse, wie es bei einer Patientin der Fall war, die ebenfalls im akuten Nierenversagen nach Schock dialysiert wurde. Hier war die Besserung des Hirnstrombildes erst nach weiteren Hämodialysen sichtbar.

Im allgemeinen finden wir bei den urämischen Patienten eine Verlangsamung des Grundrhythmus mit Übergang in mäßige oder schwere Allgemeinveränderungen. Dabei treten Bilder auf, die als Parenrhythmie (Penien) angesprochen werden, wobei es sich um periodisch wiederkehrende Gruppen von Zwischenwellenformen handelt, die durch Außenweltreize blockiert werden können. Bei den chronischen Niereninsuffizienzen, die mit intermittierender Peritonealdialyse behandelt wurden, finden wir häufig Zwischenwellengruppen mit steilen Abläufen von Krampfpotentialcharakter, wobei klinisch in seltenen Fällen auch Bilder von generalisierten, klonisch-tonischen Krämpfen gesehen werden. Die ebenfalls vorwiegend im Endzustand beobachteten Myoklonismen lassen meist eine Repräsentation im EEG vermissen, weisen sich aber durch die eingestreuten Muskelpotentiale in der Hirnstromkurve aus.

Beim Vergleich unserer EEG-Verlaufsserien von urämischen Patienten, wobei auch die berücksichtigt werden, die eine extrakorporale Hämodialyse oder eine intermittierende Peritonealdialyse erhalten haben, fällt auf, daß die Patienten im akuten Nierenversagen eine meist schwerere Veränderung ihres Hirnstrombildes aufweisen. Sie werden also durchwegs in die Kategorie der mäßig bis schweren Allgemeinveränderungen im EEG unterzuordnen sein. Da diese Patienten vorwiegend mit der Hämodialyse behandelt wurden, finden sich auch hier die überwiegenden EEG-Befundbesserungen im Anschluß an die Dialyse, d. h. eine Frequenzzunahme im EEG, die einen rascheren Grundrhythmus konstatieren läßt oder aber eine Rückbildung der schweren bis mäßigen Allgemeinveränderungen in solche leichteren Grades. Das Hirnstrombild bei den Patienten mit chronischem Nierenversagen ist ähnlich. Diese Kranken wurden meist wegen des geringeren personellen und materiellen Aufwandes einer intermittierenden Peritonealdialyse zugeführt. Auch hier beobachteten wir die deutliche Befundbesserung nach der Dialyse, doch war, der Natur des Leidens gemäß, diese Besserung nicht anhaltend. Aufs ganze gesehen, verschlechterten sich gerade die chronischen Niereninsuffizienten progredient. Hierbei fällt auf, daß oft nicht das typische Bild eines Coma uraemicum im EEG auftrat, bei dem die langsamen Frequenzen der delta-Wellen von 1–4/sec. auftreten, sondern ebensooft eine Dysrhythmie eintrat mit einem recht bunten Frequenzbild, das z. T. von periodisch wiederkehrenden theta-Gruppen durchbrochen wurde, aber doch sehr viele steile Abläufe von Krampfpotentialcharakter aufwiesen.

Bisher konnte ein bündiger Beweis für den Grund dieser Veränderungen nicht erbracht werden. Die metabolische Störung durch Enzymblockierung steht bei der biochemischen Perspektive im Vordergrund, während morphologisch, besonders bei der chronischen Urämie, die mangelnde Oxygenisierung durch Veränderungen an den Arteriolen für die urämische Hirnfunktionsstörung verantwortlich gemacht wird. Letzteres können wir jedoch von seiten der Elektroenzephalographie nicht unterstreichen, da sich hierbei die Veränderungen unterscheiden. Die Untersuchungen erfolgten in Zusammenarbeit mit den Herren DÜRR und NIETH.

Literatur beim Verfasser

Anschrift der Verfasser:
Dr. *E. Zysno* und Dr. *H. E. Reichenmiller,* Medizin. Univ.-Klinik, 74 Tübingen

23.

Aus der II. Medizinischen Klinik (Charité) der Humboldt-Universität Berlin

Über den Einfluß unterschiedlicher Eiweißzufuhr und anaboler Steroide auf das akute Nierenversagen der Ratte

Von I. HAGEMANN und W. SCHIMMELPFENNIG

Mit 2 Abbildungen

Einleitung

Die klinische Erfahrung zeigt, daß eine langdauernde, streng eiweißarme Kost bei der Niereninsuffizienz zu vermehrtem Eiweißkatabolismus führt. In neuerer Zeit werden in der Literatur Vorschläge für eine mäßige Eiweißzulage bei Niereninsuffizienz und Rest-N-Steigerung gemacht. Daher interessierte uns der Verlauf eines akuten Nierenversagens im Tierexperiment unter unterschiedlicher Eiweißdiät.

Methodik

Bei 60 Wistarratten von 150 bis 250 g Gewicht wurde nach einer 5tägigen Vorbeobachtungszeit ein akutes Nierenversagen in Anlehnung an die Methode von FAJERS am Kaninchen durch Injektion von 0,7 ml Glyzerin in die Oberschenkelmuskulatur erzeugt. Während der Kontrollperiode und während der 18tägigen Beobachtung nach dem Eingriff erhielt eine Gruppe der Versuchstiere eine eiweißarme Diät, die zweite Gruppe eine Diät mit mittlerer Eiweißzufuhr, die dritte

Gruppe eine eiweißreiche Diät. Zwei weitere Kontrollgruppen von 15 Tieren bekamen eiweißarme und eiweißreiche Diät, ohne daß eine Glyzerininjektion vorgenommen wurde. Sämtliche Tiere wurden in Einzelstoffwechselkäfigen gehalten.
Kontrolliert wurden Flüssigkeitsein- und -ausfuhr, Rest-N nach der Mikromethode
von Rapaport, Gewicht der aufgenommenen Nahrungsmenge und Körpergewicht
sowie die Harnstoffausscheidung. Die Nieren wurden am Versuchsende histologisch mit HE-Färbung untersucht.

Ergebnisse

Es ergab sich, daß schon bei normalen Tieren mit eiweißreicher Diät, entsprechend den Befunden von SARRÉ sowie WETZELS und WETZELS am Menschen, der
Rest-N und die Diurese höher lagen als bei den Tieren mit mittlerer und gering
eiweißhaltiger Diät.

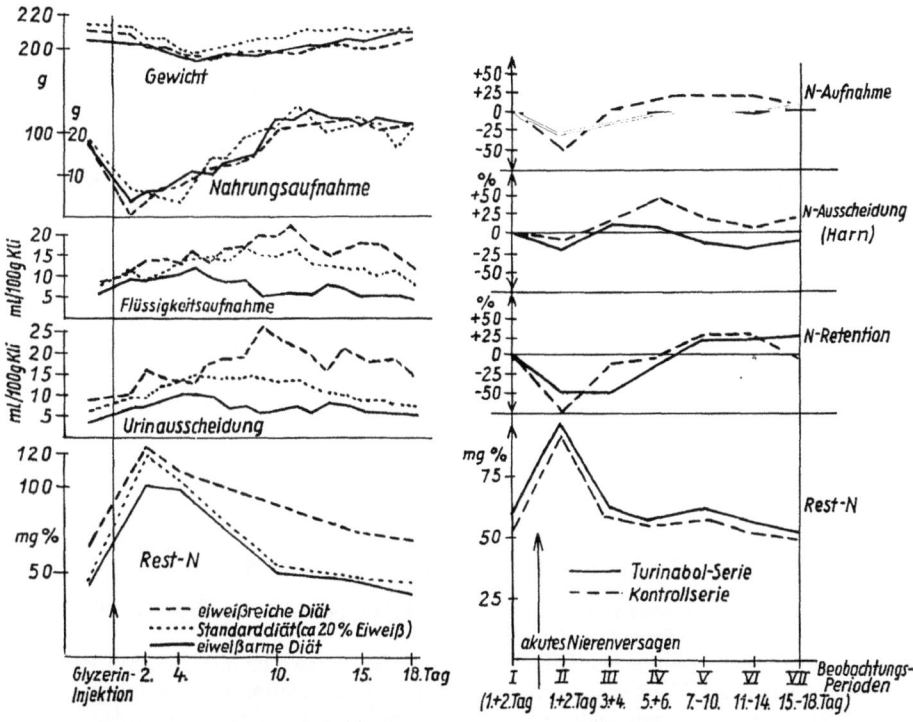

Abb. 1. Einfluß unterschiedlicher Eiweißzufuhr auf den Verlauf eines experimentellen akuten Nierenversagens
der Ratte.

Abb. 2. Einfluß anaboler Steroide auf
den Verlauf eines akuten Nierenversagens der Ratte.

Nach Erzeugung des akuten Nierenversagens wurden folgende Befunde erhoben:

1. Der Rest-N erreichte – wie zu erwarten – bei eiweißarmer Diät niedrigere
   Werte als bei mittlerer Eiweißzufuhr und bei eiweißreicher Diät signifikant
   höhere Werte.

2. Die Anzahl der Polyurietage nach der Glyzerininjektion war deutlich geringer bei eiweißarmer Kost als bei eiweißreicher und Standardkost. Die Maximalwerte der Diurese verhielten sich dementsprechend. Die Flüssigkeitsaufnahme veränderte sich parallel zur Ausscheidung.
3. Das Körpergewicht verhielt sich während der Versuchsdauer in allen Serien annähernd gleich. Nach der Operation kam es zu einem mehrere Tage anhaltenden Gewichtsverlust, der am Versuchsende jedoch wieder ausgeglichen war.
4. Die Mortalität der drei Versuchsserien unterschied sich nicht.

Im wesentlichen zeigte sich also bei gleicher Mortalität und übereinstimmendem Gewichtsverlauf ein höherer Rest-N-Anstieg und eine gesteigerte Polyurie bei vermehrter Eiweißzufuhr. Daher wurde anschließend an diese Arbeiten versucht, den Rest-N und die Stickstoffbilanz bei mittlerer Eiweißzufuhr durch Anwendung eines anabolen Steroids, des 4-Chlortestosteronazetats, günstig zu beeinflussen. Die Versuche wurden an 46 kastrierten heminephrektomierten männlichen Wistarratten mit einem Gewicht von 200 bis 250 g vorgenommen. Das akute Nierenversagen wurde in diesen Fällen durch eine halbstündige Ligatur der linken A. renalis erzeugt. Die Turinaboldosis betrug 3×2 mg/Woche bei gleicher Versuchsdauer wie in den Vorversuchen (Abb. 2).

Unter diesen Bedingungen war lediglich ein lokalanaboler Effekt auf den M. levator ani nachzuweisen. Hinsichtlich Stickstoffretention, Rest-N-Verlauf, Körpergewicht und Mortalität ließen sich keine statistisch signifikanten Differenzen zwischen einer behandelten und einer unbehandelten Kontrollgruppe beobachten.

Zusammenfassend ist zu sagen, daß eine erhöhte Eiweißzufuhr das akute Nierenversagen der Ratte zwar insofern ungünstig beeinflußte, als Rest-N und Polyuriedauer anstiegen, jedoch war die Schädigung nicht so erheblich, daß eine Mortalitätssteigerung resultierte. Durch anabole Steroide konnte kein wesentlicher Einfluß auf die Stickstoffbilanz im Verlauf des akuten Nierenversagens der Ratte ausgeübt werden.

Literatur beim Verfasser

Anschrift der Verfasser:

Dr. *I. Hagemann* und Dr. *W. Schimmelpfennig*, X 104 Berlin, Schumannstraße 21

Diskussion zu den Vorträgen 22 und 23

BRAUN: Ist die Diuresesteigerung in der Versuchsgruppe mit eiweißreicher Diät nicht allein durch die größere Eiweißzufuhr erklärbar?

HAGEMANN: Nein, denn es waren bei den polyurischen Ratten im histologischen Präparat deutliche Zeichen der Nierenschädigung nachweisbar: Degeneration der Tubulusepithelien, interstitielles Ödem und Entzündungszellinfiltrate. Sicher wird aber, wie bei jeder Niereninsuffizienz auch der stärkere R.N.-Anstieg zu einer osmotischen Diurese führen.

SIEBERTH: Ich bin mit dieser Erklärung nicht ganz einverstanden: Sie setzen die gleiche Nierenschädigung und geben eine verschiedene Diät. Die Tiere mit der höheren Eiweißzufuhr haben die längere Polyurie, parallel dazu den länger hohen R.N. Die Polyurie müßte aber gleichlange dauern (wenn Sie die Polyurie nicht durch den Harnstoff erklären), da die Schädigung der Niere ja durch das Glycerin bedingt ist.

HAGEMANN: Ich glaube, es ist beides vorhanden, einmal die Nierenschädigung, zum anderen die osmotische Diurese im Gefolge der Stickstoffretention. Es kann aber deshalb nicht nur die osmotische Diurese sein, man fand ja die Nierenschädigung im histologischen Präparat.

KOPP: Weicht die eiweißreiche Kost, die Sie den Tieren gaben, von der üblichen Standardkost sehr stark ab?

Verschiedene Kostformen erzeugen ja verschiedenen Durst. Man könnte sich ja vorstellen, daß die Tiere mit der eiweißreichen Kost mehr Durst hatten, und bei gleicher Nierenfunktion, wie die eiweißarm Ernährten mehr getrunken und die größere Diurese hatten. Haben Sie versucht, normale Tiere mit dieser Kost zu behandeln?

HAGEMANN: Ja, das haben wir gemacht. Es kam zu einer höheren Diurese bei diesen normalen Tieren. Der Anstieg, den wir nach der Glycerininjektion feststellten, war aber im Vergleich dazu signifikant. Wir haben für diese Serie den erhöhten Wert der Diurese als Normalwert eingesetzt und die Abweichung davon nach der Schädigung berechnet. Auch dann noch fanden wir eine deutliche Polyurie. Wir haben in jeder Serie eine 5 Tage dauernde Vorbeobachtung durchgeführt, schon unter der nachher vorgesehenen Diät, die Normalwerte der Diurese festgestellt und die Abweichung davon berechnet.

BÁLINT: Ich weiß nicht, ob die Diskussionsteilnehmer realisieren, daß auch bei ganz gesunden und normalen Tieren sowie Menschen der R.N.-Gehalt des Blutes eine Funktion der Eiweißversorgung ist. Dies folgt ja aus der Clearanceformel, wo $C \times P = U \times V$ der eigentlich ausgeschiedenen Stickstoffmenge entspricht. Ein R.N.-Anstieg ist auch beim Normalen nachweisbar, wenn mehr Eiweiß gegeben wird. Er ist nicht anders zu deuten als durch die Stickstoffzufuhr, ob diese aus der eigenen oder körperfremden Substanz kommt, eine dritte Möglichkeit wäre die geringere Ausscheidung. Gesunde Nieren scheiden alles aus, aber bei einem höheren Plasmaspiegel.

HAGEMANN: Das entspricht ja auch den Versuchen von SARRE. SARRE erreichte bei gesunden Menschen durch eine hohe Eiweißzufuhr einen R.N.-Anstieg. Dementsprechend ist ja unser Ausgangswert höher. Wir haben das eben als Normalwert dieser Serie eingesetzt und davon die Abweichung genommen.

24.

Aus der II. Medizinischen Klinik (Charité) der Humboldt-Universität Berlin

Möglichkeit der Eigenkonstruktion einerDrucküberwachungsanlage für die künstliche Niere

Von D. STRANGFELD, M. SCHEEL, H. SIEWERT und K. BUCHALI

Mit 1 Abbildung

Mit der Aufnahme der chronischen Niereninsuffizienz in das Dauerdialyseprogramm stieg die Anzahl der Dialysen, so daß in einer Dialyseeinheit am Tage mehrere Behandlungen gleichzeitig laufen. Der mit der Vorbereitung verbundene Arbeitsaufwand ist in Grenzen ohne Erhöhung der Zahl der Hilfskräfte zu lösen. Große Schwierigkeiten dagegen macht die kontinuierliche Überwachung des eingeschalteten Systems. Wenn auch in der Regel der Kreislauf des Patienten unter der Dialyse stabil bleibt, so daß Blutdruck und Pulskontrolle in 15-30 Minuten Abständen möglich sind, so kann ein akutes Ereignis wie Lösen einer Schlauchverbindung oder Platzen eines Schlauches häufig erst bemerkt werden, wenn der Patient bereits kollabiert ist. Um dies zu verhindern, werden von der Industrie sog. bedside-monitore angeboten, die in der Regel die wichtigsten zur Überwachung notwendigen Größen registrieren. So ideal diese Apparaturen auch sein mögen, sie sind mit einem großen Nachteil verbunden, der sich in ihrem hohen Anschaffungspreis äußert. Aus diesem Grunde sind diese Apparate nicht allgemein verbreitet. Wir können mit unserer Apparatur nichts grundsätzlich Neues bringen, sondern nur zeigen, daß man zunächst auf manche kostspielige Aufzeichnung von Daten verzichten kann und Apparate entwickeln soll, die nach dem Baukastensystem komplettierbar sind. Es wäre dann möglich, zunächst mit einem Gerät zu arbeiten, das nur die Drucke im System mißt, sie nicht aufzeichnet und nur in einem einstellbaren Grenzbereich Alarm gibt. Dieses mag später durch ein Pulsregistriergerät, Spüllösungsüberwacher usw. komplettiert werden. Unter diesen Voraussetzungen kann man billig Teilüberwachungen des Dialysierungssystems erhalten, die, wie wir aus eigener Erfahrung sehen konnten, eine Steigerung der Sicherheit für den Patienten bringen.

Wir glauben, daß die Druckregistrierung des Dialysiersystems am einfachsten durchführbar ist, und wenn man sich des in der Klinik bewährten Registriersystems bedient auch billig ist. Die Änderung des Druckes im Dialysiersystem zeigt den Beginn einer Volumenverschiebung zwischen Patient und Dialysator an. Diese Druckänderungen werden durch unsere Apparatur signalisiert, so daß dann die Ursache der Störung frühzeitig korrigiert werden kann.

Der Druck wird mit einem Quecksilbermanometer gemessen und die Quecksilbersäule als Kontaktschalter benutzt. Abb. 1 zeigt das Prinzip in einer Skizze.

Der Druck des Dialysiersystems wird durch ein gewöhnliches Infusionssystem dem Apparat zugeleitet. Das System wird nur einmal verwandt und ist steril. Oberhalb des Systems ist eine Aufzweigung, deren einer Weg verschlossen ist und beim Öffnen die Verbindung mit der Außenluft herstellt. Mit dieser Anordnung kann der Füllstand im Systembeutel leicht reguliert werden und ein Übertritt von Blut in das anschließende Leitungssystem vermieden werden. Bis zu diesem Abschnitt ist das System steril. Das andere Ende der Aufzweigung wird mit dem Meßsystem verbunden. Ist aus Platzgründen der Weg zwischen Dialysator und Manometer lang, wird eine Druckleitung zwischengeschaltet, die mit destilliertem Wasser gefüllt ist, um den Totraum kleinzuhalten. Über das Wasser pflanzt sich der Druck durch ein Rohrsystem mit Luftkissen bis zum Manometer fort. Je nach vorhandenem Druck wird die Quecksilbersäule in beiden Manometern ansteigen. In beiden Manometern befinden sich je zwei Elektroden, von denen die untere fest eingeschmolzen ist und ständig in das Quecksilber eintaucht. Die oberen Elektroden sind verschiebbar und können dem Quecksilberspiegel genähert oder zurückgezogen werden.

max. min.
Manometer   Ventil Druckleitung   Niere
L = Glühbirne   K = Klingel
R = Relais   S = Schalter

Prinzipzeichnung einer Druckmeßeinheit.

Steht die Elektrode am linken Manometer z. B. 10 mm über dem Spiegel, so wird sie eintauchen, wenn der Druck steigt und die Quecksilbersäule bis zum Kontakt angehoben ist. Durch das Quecksilber werden nun beide Kontakte leitend verbunden und es kann ein von einem Klingeltransformator gelieferter Strom die beiden Glühbirnen und Klingeln oder Summer in Betrieb setzen. Die doppelte Ausführung dient zur Sicherung gegen Ausfälle, kann aber auch an verschiedenen Stellen installiert werden, so daß die Warnanlage von jeder Stelle im Raum beobachtet werden kann.

Zur Messung eines Druckabfalles im System ist eine etwas andere Anordnung erforderlich. Hier wird die Elektrode unterhalb des Quecksilberspiegels gebracht, wie im rechten Manometer angedeutet ist. Das heißt, in der Ausgangsstellung fließt ein Strom zwischen den beiden Kontakten des Manometers. Dieser zieht ein Relais an, so daß der Stromkreis, in den Glühbirnen und Klingel geschaltet sind, unterbrochen wird. Fällt der Druck im Dialysiersystem unter den eingestellten Grenzwert, so wird der obere Kontakt des Manometers nicht mehr in das Quecksilber eintauchen und der Stromfluß unterbrochen. Das Relais fällt ab und schließt den Alarmkreis, so daß Signal gegeben wird.

Da mit offenen Manometern gearbeitet wird, dies ist erforderlich, um die verstellbaren Kontakte leicht installieren zu können, ist eine Sicherung gegen Verspritzen von Quecksilber notwendig. Plötzlich auftretende hohe Drucke über 500 mm Hg können besonders an Manometern, die hinter der Blutpumpe angeschlossen sind, auftreten. Da aus Platzersparnis der Meßbereich der Manometer begrenzt werden muß, würde, wenn keine Sicherung vorhanden ist, Luft von unten in die Quecksilberkapillare gedrückt, die beim Aufsteigen das Quecksilber wie siedendes Wasser mitreißt. Das wird durch Einschalten eines 3. Manometers mit einem geringeren maximalen Meßbereich verhindert. Der Luftaustritt durch dieses Ventil verhindert ein weiteres Ansteigen der Quecksilbersäulen in den beiden anderen Manometern. Die oben am Ventil aufgesetzte Auffangkugel verhindert das Verspritzen des hochgerissenen Quecksilbers. Wenn solche Überdrucke aufgetreten waren, muß unter Ausgleich mit der atmosphärischen Luft an der 1. Leitungsverzweigung hinter dem Infusionssystem der verschobene Wasserspiegel in der Druckleitung wieder ausgeglichen und das System evtl. gereinigt werden.

Für eine ausreichend sichere Überwachung sind drei solcher Meßplätze erforderlich. Sie werden an den gleichen Transformator und die gleichen Klingeln angeschlossen. Nur die Glühbirnen sind den einzelnen Manometern zugeordnet.

Mit dieser Anordnung ist es möglich, jede Druckschwankung frühzeitig zu erfassen, bevor sie sich über das ganze System fortgepflanzt hat, so daß größere Volumenverschiebungen verhindert werden können. Der an der Meßstelle 1 zwischen Arterie des Patienten und Blutpumpe registrierte Druck ist eine Resultante aus Patientendruck, also Blutangebot und Förderleistung der Blutpumpe. An der Meßstelle 2 zwischen Blutpumpe und Niere resultiert der Druck aus Pumpleistung und Widerstand im Nierensystem. An der Meßstelle 3 dagegen wird der Druck hauptsächlich durch den Dialysatorausfluß und die Aufnahmekapazität des Venenanschlußstückes des Patienten gebildet.

Sämtliche Drucke an den Meßstellen sind voneinander abhängig, und die Druckänderung an einer Stelle zieht Änderungen an den anderen nach sich. Diese werden aber durch die Windkesselfunktion des Dialysators immer mit einer Zeitverzögerung registriert. So bedeutet unter der Voraussetzung einer gleichen Empfindlichkeitseinstellung, daß die primäre Störung in der Regel an der *alarmierenden* Meßstelle zu suchen ist.

Da wir mit Hilfe der Druckmessung Volumenschwankungen zwischen Patienten und Dialysator erkennen wollen, ist die Frage nach der Anzeigeempfindlichkeit berechtigt. Für die Bedingungen der Druckerhöhung im Dialysator, sei es durch Erhöhung der Förderleistung der Pumpe oder durch Vergrößerung des Widerstandes im Dialysator oder anschließendem Leitungssystem, lassen sich auf Grund von Modelluntersuchungen überschlagsmäßige Volumenänderungen angeben, die vom Auffüllvolumen und der Elastizität der Dialysiermembran abhängig sind.

Schwieriger ist die Frage des Flüssigkeitsverlustes bei einem Leck zu beantworten. Da der Druck von der Resistenz im System und der Pumpenförderleistung abhängig ist, wird ein kleines Leck im System kaum eine Druckänderung bewirken, d. h., daß theoretisch über lange Zeit ohne Signalisieren ein erheblicher Blutverlust auftreten kann. Das ist ein Nachteil, der mit der Registrierung von Drucken nicht zu umgehen ist. Da aber die Beobachtung in Intervallen durch die Schwester nicht abgeschafft wird, hat dies keine bedrohlichen Folgen.

Ein großes Leck wird dagegen immer sofort zu erheblichem Druckabfall im System führen und sofort signalisiert werden.

Es läßt sich nach unseren bisherigen Erfahrungen zusammenfassen: Mit Quecksilberkontaktmanometern läßt sich eine Alarmanlage bauen, die in der Lage ist, Druckänderungen im Dialysiersystem zu signalisieren.

Mit dieser Meßeinheit können unerwünschte Druckerhöhungen im Dialysator vermieden werden und damit dem Platzen der Dialysiermembran aus diesen Ursachen vorgebeugt werden.

Außerdem ist es möglich, große Lecks im Dialysiersystem oder den Schlauchzuführungen frühzeitig zu erkennen, so daß bedrohliche Blutverluste vermieden werden können.

Eine Beobachtung des Dialysators in Abständen von 15 Min. ist weiterhin erforderlich.

Trotzdem ist mit dieser Anlage das Arbeiten leichter und bei paralleler Dialyse mehrerer Patienten erheblich sicherer geworden.

Das System hat den Vorteil, daß es sehr billig ist, die Materialkosten erreichen noch nicht 100 DM. Außerdem ist der Aufbau einfach und kann auch bei geringer technischer Begabung vom Mediziner bewältigt werden.

Literatur beim Verfasser

Anschrift der Verfasser:
II. Medizin. Klinik (Charité) d. Humboldt-Universität, DDR-104 Berlin, Schumannstraße 21

25.

Aus der Medizinischen Klinik des Katharinenhospitals der Stadt Stuttgart

Verschiedene Arten der Heparinisierung bei der extrakorporalen Hämodialyse

Von E. STREICHER

Mit 3 Abbildungen und 2 Tabellen

Bei Kranken mit akuter Niereninsuffizienz besteht ein gesteigertes Blutungsrisiko. BLUEMLE beobachtete bei 100 Fällen in 36 % und BASLØV bei 305 Fällen in
11 % als Komplikation eine Blutung. Vor allem betrifft dies die intestinalen Blutungen, die allein in der 400 Fälle umfassenden Serie von SHACKMAN in 12,8 %
auftraten.

Wir behandelten seit Oktober 1960 315 Fälle von akuter Niereninsuffizienz.
231mal lag ein sogenanntes akutes Nierenversagen vor. 257 Kranke wurden mit
538 Hämodialysen und 58 Peritonealdialysen behandelt. Ernstliche Blutungskomplikationen traten bei 59 Kranken, also in 18,7 % auf. Bei 45 Fällen kam es zu einer
gastrointestinalen Blutung. Bei 14 Kranken stammte die Blutung aus Magen- und
Duodenalulcera, Duodenaldivertikeln, Hiatushernie oder Ösophagusvarizen. In
der Reihenfolge der Häufigkeit beobachteten wir weiterhin folgende Blutungskomplikationen: In 4 Fällen Nasenbluten, das nur durch Tamponade gestillt werden konnte, in 7 Fällen starke Nachblutungen aus dem Operationsgebiet nach Pro-
statareksektion, Gefäßnaht, Uterusexstirpation und Nephrektomie und in einem Fall
eine Lungenblutung bei einem GOODPASTURE-Syndrom. Neun dieser Blutungen ver-
liefen tödlich. 26 der Blutungszwischenfälle traten während oder direkt im Anschluß an die Hämodialyse auf.

Bis zum Jahre 1962 haben wir die Hämodialyse mit einer Heparingabe von
10 000 E einschließlich der Kammerfüllung begonnen. Unterschritt die Gerinnungszeit 20 Minuten, wurden 3000 bis 5000 E Heparin nachinjiziert. Ein besonders ein-
prägsamer Blutungszwischenfall während einer Hämodialyse im Jahre 1962 ver-
anlaßte uns, die Heparinmenge sowohl für den Start der Hämodialyse als auch für
die Nachinjektion zu verringern. Wir begannen danach die Dialyse mit 5000 E
Heparin einschließlich der Kammerfüllung und gaben als Nachinjektion nur 1000
bis 1500 E, sobald die Gerinnungszeit 12 Minuten unterschritt. Diese Methode verkürzte aber die Intervalle zwischen den einzelnen Nachinjektionen. Die Gerinnungszeit mußte häufiger kontrolliert werden. Seit einem Jahr führen wir deshalb
die kontinuierliche Heparinisierung in folgender Weise routinemäßig aus: Der
Dialysator wird mit Blut, das 2000 E Heparin enthält, gefüllt. Der Patient erhält
kurz vor Beginn der Dialyse ebenfalls 2000 E Heparin. 10 000 E Heparin werden
mit 250 ml 0,9 %iger Kochsalzlösung verdünnt. Mit Beginn der Dialyse wird 1 ml
dieser Lösung pro Minute, entsprechend 40 E Heparin, mittels einer Infusionspumpe dem zum Dialysator fließenden Blut zugegeben. In der Folgezeit streben wir
Gerinnungszeiten zwischen 10 und 20 Minuten an und variieren dementsprechend
die Heparinzufuhr.

Zur regionalen Heparinisierung verwenden wir grundsätzlich für die Heparin-
und die Protaminzufuhr zwei voneinander unabhängige Infusionspumpen. Dem
Dialysator werden bei der Füllung 3000 E Heparin zugesetzt. Der Patient erhält

Dialysearzt: _____

Name: F.F. _____   am: **23.7.66**

Zeit	Liquemin	Zeit	Protamin	Hst.N	Ka	Na	Sonstiges	Spüll.K
	Regionale			152	5	143		
	Gerät		Patient					
	3000 vorspülen							
	3000 füllen							
	50000 auf 500 ml		1250 mg auf 250 ml					
Anschluß								3,9
10^{10}	1,5 ml/Min		0,75 ml/Min					
		10^{16}	6'					
10^{28}	30'	10^{21}	5'					
		10^{27}	4'					
10^{40}	35'	10^{34}	4'					
		10^{41}	4'					
		10^{46}	4'					
		1054	5'					
		11^{02}	4'					
11^{15}	27'	11^{13}	5'					
		11^{24}	3'	100	4,5		(3 Stunden)	2,7
		11^{29}	3'					
11^{43}	21'	11^{40}	4'					
		11^{51}	4'					
12^{05}	20'	12^{05}	4'					
12^{26}	19'	12^{20}	4'					
12^{45}	18'	12^{39}	3'					
13^{09}	17'	12^{56}	3'					
		13^{10}	4'					
13^{29}	17'	13^{29}	4'					
								3,9
13^{54}	17'	13^{53}	3'					
14^{14}	19'	14^{14}	4'					
14^{54}	15'	14^{35}	4'					
15^{16}	14'	15^{05}	4'					
15^{35}	15'	15^{29}	3'					
		15^{50}	4'					
16^{10}	Ende			83	4,7			
							Blutkonserven Menge und Nr.	
Rest	∅ E	Rest	∅ mg					
Pat.	53000 E	Pat.	1250 mg					
	Gesamtmenge		Gesamtmenge					
	56000 E		1250 mg					

Abb. 1. Gerinnungsprotokoll einer regionalen Heparinisierung. Links sind die Gerinnungszeiten im Dialysator, rechts die Gerinnungszeiten beim Patienten in Minuten angegeben.

keine vorhergehende Heparingabe. 50 000 E Heparin werden mit 500 ml, 1250 mg Protamin mit 250 ml physiologischer Kochsalzlösung verdünnt. In diesem Falle empfiehlt es sich, das 5 %ige Protaminsulfat, das an und für sich nur zur intramuskulären Injektion bestimmt ist, zu verwenden. Diese Verdünnungen enthalten je ml 100 E entsprechend 1,0 mg Heparin bzw. 5 mg Protaminsulfat. Mit Öffnung des extrakorporalen Kreislaufes erfolgt sofort die kontinuierliche Zufuhr von 1,5 mg Heparin und 3,75 mg Protaminsulfat pro Minute. Während der Dialyse werden laufend parallel die Gerinnungszeiten im Gerät und beim Patienten überwacht. (Abb. 1). Eine spätere Korrektur der Infusionsraten richtet sich nach dem Ergebnis beider Gerinnungszeiten.

Zur Gerinnungskontrolle verwenden wir die Gerinnungszeitbestimmung mittels der Kapillare. Als Heparinpräparat benutzen wir Liquemin, zur Neutralisation Protaminsulfat der Firma Hoffmann-La Roche. 116 Dialysen wurden mit einem Plattendialysator der Firma Halstrup, 243 Dialysen mit der Spulenniere der Firma Fischer und 77 Dialysen mit der Doppelspule der Firma Travenol durchgeführt.

Ergebnisse und Diskussion

In Tab. 1 haben wir die Ergebnisse der verschiedenen Arten der Heparinisierung zusammengefaßt. Sie zeigt, daß beim Übergang von der fraktionierten Heparinisierung mit größeren bzw. kleineren Einzeldosen auf die kontinuierliche Heparinisierung der Heparinverbrauch laufend abnahm. Dabei verringerte sich die durchschnittliche maximale Gerinnungszeit. Ebenfalls nahmen die Blutungskomplikationen prozentual ab. Obwohl die zugeführte Heparinmenge und die maximale Gerinnungszeit bei der kontinuierlichen Heparinisierung niedriger sind als bei der Heparinisierung mit fraktionierten kleinen Einzeldosen, kommt es beim ersten Verfahren seltener zur Gerinnung im Dialysator.

Der Heparinbedarf ist bei der kontinuierlichen Heparinisierung unterschiedlich (Abbildung 2). Dies bedeutet, daß bei unkontrollierter Infusion einer durchschnitt-

Tab. 1

Vergleich von Heparinbedarf, durchschnittlicher maximaler Gerinnungszeit, Gerinnungskomplikationen und Blutungskomplikationen bei verschiedenen Arten der Heparinisierung, der den Vorteil der kontinuierlichen Heparinisierung als Routinemethode erkennen läßt.

Heparinisierung	Dialysen	Heparin I.E./St	Ger. Zeit max.	Gerinnung im Dial.	Blutungskomplikationen	
Fraktioniert bis 1963	148	3820	51′	1x = 0,7 %	10 = 6,8 %	Intestinale 6
						Nasen- 2
						Wund- 1
						Lungen- 1
Fraktioniert ab 1963	223	3080	33′	7x = 3,1 %	11 = 4,9 %	Intestinale 6
						Wund- 2
						Nasen- 2
						Retroperit. 1
Kontinuierlich	139	2490	28′	3x = 2,2 %	5 = 3,6 %	Intestinale 5
Regionale	26			0		

lichen Heparinmenge Kranke, deren Bedarf geringer ist, einem unnötigen Blutungsrisiko ausgesetzt werden und sich andererseits bei Kranken, die mehr Heparin be-
nötigen, öfters apparative Komplikationen durch Gerinnung im Dialysator einstellen würden. Aus diesem Grunde haben wir bisher noch keine Heparinisierung
ohne Gerinnungszeitkontrolle vorgenommen.

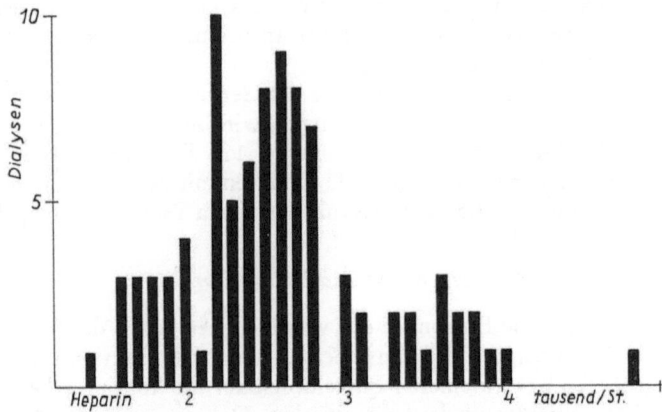

Abb. 2. Durchschnittlicher stündlicher Heparinbedarf bei der kontinuierlichen Heparinisierung. In der Ordinate sind die stündlichen Heparinmengen, in der Abszisse die Anzahl
der damit ausgeführten Hämodialysen eingetragen.

Die von uns errechnete stündliche Heparinzufuhr von 2490 E bei der kontinuierlichen Heparinisierung ist höher als die von LINDQUIST angegebenen 1720 E und die
von TOURKANTONIS angegebenen 2170 E pro Stunde. Es ist dabei zu berücksichtigen,
daß beide Untersucher die kontinuierliche Heparinisierung bei blutungsgefährdeten
Kranken mit minimal möglichen Heparinmengen durchgeführt haben und extrem
niedrige Gerinnungszeiten in Kauf nahmen. Wir behandeln Kranke mit einer bekannten oder vorhersehbaren Blutungsgefahr mit der Peritonealdialyse. Treten
hierbei technische Schwierigkeiten auf, ist ihre Effektivität zu gering oder bestehen
von vornherein Kontraindikationen gegen diese Methode, so hämodialysieren wir
Blutungsgefährdete mit der regionalen Heparinisierung, die GORDON 1956 zum
erstenmal propagierte. Über dieses Verfahren liegen bis heute schon mehrere positive Veröffentlichungen vor. Ich erinnere hier an die Arbeiten von MAHER, MERILL
und KESSEL.

Wir führten bisher 26 regionale Heparinisierungen bei 8 Patienten durch. In
keinem Fall verstärkte sich während der Dialyse eine schon bestehende Blutung oder
trat eine Blutung neu auf. Nicht behebbare Gerinnungen im Dialysator haben wir
bis heute nicht erlebt. In unseren Fällen (Tab. 2) lag der Protaminverbrauch immer
über dem Heparinverbrauch. Das Verhältnis Protamin zu Heparin ist jedoch von
Fall zu Fall sehr unterschiedlich. Berechnet als Protamin/Heparin-Index variiert
es in unseren Fällen von 1,02 bis 4,2, im Mittel 2,3. Auch beim selben Patienten
kann dieser Index verschiedener Hämodialysen starken Schwankungen unterliegen
(siehe Tab. 2, Fall 4). Bei 25 regionalen Heparinisierungen konnten wir die ge-

Tab. 2

Vergleich von 28 regionalen Heparinisierungen bei 8 Patienten; mit der Diagnose ist gleichzeitig das Blutungsrisiko angegeben. Das Verhältnis von Protamin- zu Heparin-bedarf ist als P/H-Index angegeben. Der Index schwankt zwischen 1,02 bis 4,2 und liegt im Durchschnitt bei 2,3.

		Dialyse Zeit/St	Heparin I.E.	Protamin mg	Index P/H	Gerinnungszeit Körper	Gerät
K. E.	Nierenbluten	6	72 000	900	1,25	4—9	17—36
"		6	75 000	1 110	1,47	4—26*)	13—45
St. E.	Pankreatitis	6	50 000	830	1,67	3—6	17—36
L. G.	Magenresektion	4,5	31 000	1 300	4,2	4—7	9—41
"		7	50 000	2 100	4,2	3—5	9—26
J. K.	Gefäß OP	6	39 700	1 250	3,15	5—14	14—30
"		5	57 000	580	1,02	5—11	15—31
W. A.	Magenblutung	6	36 800	1 450	4,0	3—11	11—47
"		6	50 000	1 170	2,34	5—9	6—25
"		7,5	54 000	1 390	2,57	6—13*)	9—21
"		6	60 000	1 000	1,67	6—9	15—26
E. G.	Pankreatitis	7	58 000	1 050	1,81	5—9	9—24
"		7	50 000	1 250	2,5	4—11	12—30
"		7,5	50 000	1 250	2,5	6—10	10—45
"		6	45 000	1 250	2,78	6—10	10—32
M. H.	Gefäß OP	6	76 000	1 750	2,42	5—8	15—40
"		3,5	39 000	800	2,06	3—6	10—20
"		6,5	77 000	1 450	1,88	4—7	17—34
"		7	86 000	1 050	1,22	5—9	6—29*)
"		6	90 000	1 080	1,2	4—14	10—31
"		5,5	67 000	1 250	1,87	5—9	14—22
"		7	60 000	1 200	2,0	5—9	7—23
"		5,5	45 000	1 200	2,66	5—8	11—33
F. F.	Magenblutung	6	55 000	1 100	2,0	2—6	20—36
"		6	50 000	1 250	2,5	3—5	14—36
"		7	67 500	1 750	2,6	3—6	6—19*)
					2,3		

*) Gerinnungsänderung durch Fehler der Infusionspumpen

wünschten niedrigen Körpergerinnungszeiten erreichen. Erhöhungen über 8 Minuten traten jeweils nur für kurze Zeit auf. In einem Fall war während der ersten drei Dialysestunden das Ergebnis unbefriedigend (Abb. 3, Fall 1). Durch einen Fehler an der Kupplung der Infusionsapparatur setzte hier der Protamintransport von Zeit zu Zeit aus. Nach Beheben dieses Schadens verlief die regionale Heparinisierung zufriedenstellend.

Das gegenteilige Verhalten erlebten wir in einem anderen Fall (Abbildung 3, Fall 2) bei einer Unterbrechung der konstanten Heparinzufuhr. In diesem Fall erniedrigte sich die Gerinnungszeit im Gerät sofort auf 6 Minuten. Diese Gerinnungsänderung nach kleinen Fehlern an der Infusionsapparatur belegen unsere Meinung, daß eine regionale Heparinisierung nur mit zwei getrennt arbeitenden zuverlässigen und in kleinen Bereichen verstellbaren Infusionspumpen vorgenommen werden kann. Besonders bewährt hat sich uns eine Monitorisierung der Infusions-

pumpe mittels eines kleinen eingebauten Klingel-Trafos, der akustisch die End-
stellung anzeigt.

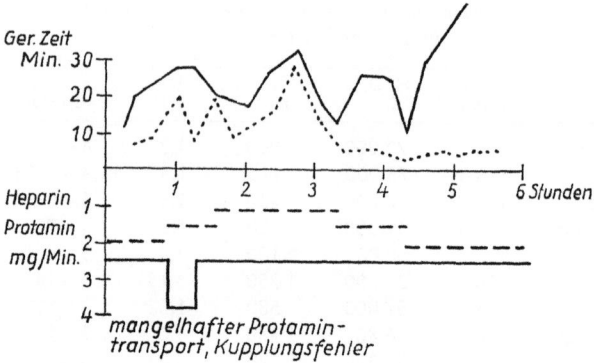

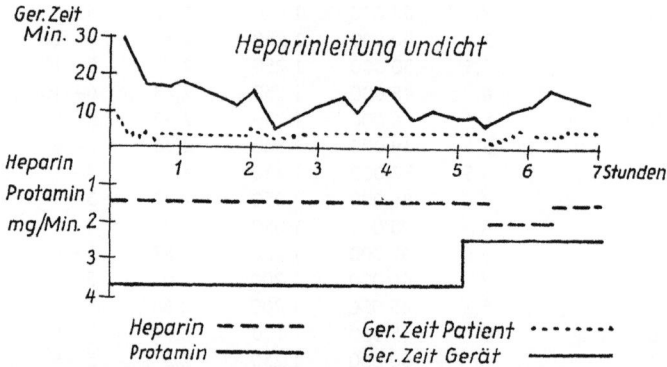

Abb. 3. Störung der regionalen Heparinisierung durch apparative Fehler.

Fall 1:

Unzuverlässiger Protamintransport durch Kupplungsschaden an der Infusionspumpe. Die
Körpergerinnungszeit steigt zwischenzeitlich bis 26 Min. an. Nach 3 Stunden kann der
Schaden behoben werden. Von jetzt ab konstant Körpergerinnungszeiten um 5 Min.

Fall 2:

Mangelhafter Heparintransport infolge einer undichten Stelle in der Heparinleitung.
Die Gerinnungszeit im Dialysator sinkt darauf sehr schnell auf 6 Min. ab. Nach Beheben des
Defektes steigt die Gerinnungszeit im Dialysator ohne Veränderung der Infusionsraten wie-
der an.

Zum Schluß möchte ich noch auf eine Gefahr der regionalen Heparinisierung
hinweisen, auf die jüngst BLAUFOX, HAMPERS und MERRILL aufmerksam gemacht
haben. Es kann nach den großen Mengen Heparin, die bei der regionalen Heparinisierung verabreicht werden, im Anschluß an die Dialyse ein Rebound mit erhöhter
Blutungsbereitschaft eintreten. Durch Gerinnungskontrollen in der Zeit nach der

Dialyse und durch neuerliche Protamingaben bei Verlängerung der Gerinnungszeit ist dieses Blutungsrisiko zu vermeiden.

Literatur beim Verfasser

Anschrift des Verfassers:

Dr. *E. Streicher*, Medizin. Klinik d. Katharinenhospitals, 7 Stuttgart 1, Kriegsbergstraße 60

Diskussion zu den Vorträgen 24 und 25

Auf die Frage von ZIMMERMANN, warum die Bestimmung der Gerinnungszeit und nicht der wesentlich kürzere Antithrombintest zur Kontrolle benützt wird, antwortet STREICHER damit, daß die einfache Kapillarmethode völlig ausreichend ist. Ein kürzeres Verfahren ist nicht notwendig. Wenn man auf Grund eines solchen Testes zu rasch und zu oft die Gerinnungszeit korrigiert, ist dies gar nicht erwünscht. FRITZ warnt vor einer Überschätzung der regionalen Heparinisierung. Man kann ja eigentlich nur jenen Blutungen vorbeugen, die heparinbedingt sind. Das Entscheidende ist der sparsame Heparinverbrauch. Bei der üblichen Heparinisierung werden 100 mg für eine 6-Stunden-Dialyse verbraucht, bei einer regionalen Heparinisierung verbraucht man 120 bis 140 mg. FIGDOR fragt, ob eine höher dosierte Heparinisierung nicht nützlich sei, um eine Verstopfung der Membranporen durch Fibrin zu verhindern. Man muß – nach KLINKMANN – jedes Dialysemodell erst austesten. Dies gilt – nach KOPP – vor allem für die engen Filternetze. Es kommt vor, daß der Versuch, nach der Dialyse das Spulenblut herauszubekommen, scheitert. Gerinnungsfachleute sind der Meinung, daß in den Filternetzen eine beträchtliche thrombokinetische Aktivierung zustande kommt.

26.

Aus der Medizinischen Universitätspoliklinik Homburg (Saar)

Störungen des Säure-Basen-Haushaltes bei chronischer Niereninsuffizienz

Von E. KRÜCK

Der klinische Begriff der Urämie ist komplexer Natur und geht über das Symptom einer alleinigen Steigerung der harnpflichtigen Substanzen weit hinaus. Für das Beschwerdebild urämischer Patienten sind neben dem erhöhten Blutharnstoffgehalt die durch die irreversible Nierenfunktionsstörung hervorgerufenen Änderungen der Elektrolytzusammensetzung, wie Hyperkaliämie, Hyperphosphatämie oder Hypokalzämie, und die typischen Veränderungen des Säure-Basen-Haushaltes in nahezu gleichem Ausmaß verantwortlich. Es kann sogar behauptet werden, daß Übelkeit, Nausea und Schwindel bei chronischer Niereninsuffizienz zu einem nicht geringen Anteil durch die metabolische Azidose bedingt werden. Außerdem setzt diese Azidose weitere Sekundärvorgänge in Bewegung, die wie Osteoporose oder Freisetzung von zellulärem Kalium ebenfalls zum typischen Bild der finalen chronischen Niereninsuffizienz gehören.

Hierfür ist allein das Unvermögen der Niere zur Ausscheidung von Stoffwechselabbauprodukten verantwortlich. Zwar können die Wasserstoffionen, die bei der

Oxydation der Sulfate aus den schwefelhaltigen Aminosäuren und bestimmter Phosphate aus den Phospholipoiden freigesetzt werden, normalerweise augenblicklich durch die intra- und extrazellulären Puffersubstanzen neutralisiert werden, aber nur die Niere ist zur Ausscheidung dieser Protonen befähigt.

Dies geschieht durch eine tubuläre H^+-Ionensekretion, deren Ergebnis als titrierbare Azidität und Ammoniumgehalt des Urins gemessen werden kann. Auf diese Weise werden unter physiologischen Bedingungen täglich 40–80 mÄq H^+-Ionen aus dem Organismus entfernt. Mit jedem sezernierten H^+-Ion wird außerdem durch tubuläre Prozesse ein Bicarbonat-Ion neu gebildet, das der Auffüllung der bei der Neutralisation verbrauchten HCO^-_3-Pufferbestände dient. Das filtrierte Bicarbonat wird nahezu quantitativ tubulär reabsorbiert, die Kaliumausscheidung steht mit der H^+-Ionensekretion in engem Zusammenhang.

Bei Kenntnis dieser Vorgänge ist zu verstehen, daß fortgeschrittene renale Funktionseinschränkungen die normale Wasserstoffionen-Bilanz des Organismus beeinträchtigen müssen. Eine Azidose renaler Genese kann entweder als Folge einer globalen Einschränkung der Nierenfunktion entstehen oder bei spezifischen Störungen renaler Partialmechanismen zustande kommen. Analysen des Urins und der extrazellulären Flüssigkeit geben über die Art und indirekt auch die Entstehungsweise der Störung Auskunft. So kennt man heute 3 Formen renal bedingter Störungen des Säure-Basen-Haushaltes: Die urämische Azidose bei chronischer Niereninsuffizienz mit normaler Chloridkonzentration, die renal-tubuläre Azidose, eine meist angeborene Funktionsstörung durch Enzymdefekte, und die hyperchlorämische Azidose bei Pyelonephritis, die vor dem Einsetzen einer Azotämie auftreten kann. Gegenstand der heutigen Besprechung soll nur die sogenannte urämische Azidose, die Störung des Säure-Basen-Haushaltes bei chronischer Niereninsuffizienz, sein.

Diese Form geht zwar mit einem Anstieg der Plasma-Konzentration von Phosphat, Sulfat und organischen Anionen einher, ist aber nur Symptom der Filtrationseinschränkung, nicht auslösender Faktor der Azidose, denn alle diese Anionen sind Basen, da sie H^+-Ionen aufnehmen können. Sie sind also nicht in der Lage, eine azidotische Stoffwechselstörung hervorzurufen. Ursache ist allein die mangelnde Ausscheidungsfähigkeit der anfallenden Wasserstoff-Ionen.

Dabei ergibt die Kontrolle des Urin-pH bei chronischer Niereninsuffizienz – zunächst vielleicht zur Überraschung – einen Wert zwischen 5,0 und 5,5, der im Mittel sogar niedriger sein kann als bei Gesunden. Wie ist dieser zunächst paradox erscheinende Effekt zu erklären? Kurz gesagt, dadurch, daß die Bestimmung des Urin-pH allein eben noch nichts über die Kapazität der Niere, das Säure-Basen-Gleichgewicht zu wahren, aussagt; denn mit dem pH bestimmt man nur die tubuläre Fähigkeit H^+-Ionen als titrierbare Azidität abzugeben, d. h. die filtrierten Urinpuffer anzusäuern. Diese Menge beträgt aber nur 20–40 % der gesamten H^+-Ionen-Elimination, die bei normaler Ernährung erforderlich wird. 60–70 %, bei metabolischer Azidose extrarenaler Genese sogar über 80 %, werden als NH_4^+ ausgeschieden. Mit abfallendem Urin-pH, das als Folge des Anstiegs der titrierbaren Azidität zustande kommt, wird die Ammoniak-Diffusion stimuliert.

Bei gesunder Niere findet sich eine strenge Korrelation zwischen Urin-pH und dem Ausmaß der Titrationsazidität. Bei chronischer Niereninsuffizienz bleibt dieses Verhältnis erhalten: Titrierbare Azidität wird in genügender Menge gebildet, das pH des Urins bleibt im sauren Bereich.

Die Ammoniumausscheidung zeigt bei Gesunden ebenfalls die bereits erwähnte Abhängigkeit vom Urin-pH. Bei chronischer Niereninsuffizienz liegt sie aber fast ausnahmslos – sowohl absolut als auch in Relation zum Urin-pH – weit unter den Normwerten und überschreitet selbst bei schwerer Azidose nur selten einen Grenzwert von 20 mÄq/24 Stunden. Auf diese Weise werden nicht nur ungenügende Mengen von H^+-Ionen aus dem Organismus entfernt, sondern auch die Bikarbonatpufferbestände nur mangelhaft durch die Niere regeneriert: zwei wichtige Ursachen für die Entstehung der metabolischen Azidose.

Wir wissen, daß der Prozeß der H^+-Ionen-Sekretion ubiquitär im Nephron abläuft und können somit bei der Diskrepanz zwischen der Bildung von TA und NH_4^+ nicht eine generelle Ausscheidungsinsuffizienz für Wasserstoff-Ionen als Ursache für diese Form der Azidose verantwortlich machen.

Der Unterschied ist vielmehr in der Quelle der Produktion zu suchen: Wasserstoff-Ionen sind in der Tubuluszelle aus CO_2 und H_2O mit Hilfe der Carboanhydrase jederzeit rasch verfügbar. Sie werden nach der Sekretion in das Lumen zum überwiegenden Anteil vom filtrierten dibasischen Phosphat (hier als A^- bezeichnet) aufgenommen, das auch bei chronischer Niereninsuffizienz in ausreichender Menge in der Tubulusflüssigkeit vorhanden ist; denn mit Rückgang der Filtrationsrate nimmt die tubuläre Phosphatreabsorption ab, der Phosphatgehalt im Lumen zu. Bei Niereninsuffizienz liegen somit die gleichen Verhältnisse vor wie bei Gesunden, die einer dauernden Phosphatbelastung unterzogen werden. Zur Aufnahme der Wasserstoff-Ionen stehen genügend Phosphatpuffer als Acceptoren bereit.

Die Bildung von Titrationsazidität und somit die Senkung des Urin-pH sind daher in diesem Zustand nicht gestört. Allerdings arbeitet dieser Prozeß bereits in Ruhe meist mit Maximalkapazität. Er kann bei Verstärkung der endogenen oder exogenen Säure-Belastung dekompensieren und eine plötzliche Verschlimmerung der Azidose bewirken.

Im Gegensatz zur Produktion von TA, die am Ort der Säure-Elimination selbst abläuft, erfolgt die Ammonium-Synthese aus Vorstufen (N-haltigen Aminosäuren), die erst auf dem Blutweg an die Zelle herangebracht werden müssen. Sie setzt daher die Integrität aller der Tubuluszelle funktionell vorgeschalteten Strukturen des Nephron voraus. Bei deren Ausfall können nicht mehr genügend Präkursoren für die Ammoniumbildung geliefert werden.

Nach eigenen Untersuchungen korreliert die NH_4^+-Ausscheidung bei Gesunden und bei Patienten mit chronischer Niereninsuffizienz am besten mit der glomerulären Filtrationsrate. ELKINTON findet ebenfalls eine direkte Abhängigkeit zwischen dieser Größe und der CO_2-Konzentration im Plasma, einem weiteren Kriterium der H^+-Ionen-Ausscheidungsinsuffizienz. Beide Beobachtungen stimmen gut mit der „intact nephron hypothesis" überein, nämlich der Annahme, daß sich die Störungen bei chronischer Niereninsuffizienz durch den totalen Ausfall erkrankter und die funktionelle Überbelastung der noch erhalten gebliebenen Nephren erklären lassen. Als Maß für die Zahl der noch funktionierenden Einheiten wird – vielleicht etwas vereinfacht – die Filtrationsrate zugrunde gelegt, die aber dennoch ihre Berechtigung hat, da die tieferliegenden Nephronabschnitte vom Glomerulum sowohl das Filtrat als auch das Blut erhalten. Der Nachweis in unseren eigenen Untersuchungen, daß sowohl bei Gesunden als auch bei renal Insuffizienten eine lineare Beziehung zwischen GFR und NH_4^+-Ausscheidung vorliegt, bestätigt diese Hypothese und zeigt gleichzeitig, daß das noch gesunde Nephron zur Produktion von Ammonium noch in der Lage ist.

Zur Diagnose einer urämischen Azidose ist in den meisten Fällen der Nachweis der typischen Konstellation mit erniedrigter Ausscheidung von Ammonium bei normaler Titrationsazidität im Urin, und im Plasma mit Reduktion der HCO_3^--Konzentration bei normalem Chlorid und häufig erniedrigtem pH ausreichend.

Die Therapie besteht in einer Verminderung des endogenen Säure-Angebotes durch Einschränkung der Eiweißzufuhr, erforderlichenfalls unterstützt durch exogene Zufuhr von Bikarbonat.

Literatur beim Verfasser

Anschrift des Verfassers:

Dr. *E. Krück*, Med. Univ.-Poliklinik, 665 Homburg/Saar

27.

Aus der II. Medizinischen Universitätsklinik Hamburg-Eppendorf

Besonderheiten der Symptomatik der sogenannten Phenacetinniere im Endstadium

Von W. Bauditz

1953 beschrieben Spühler und Zollinger erstmals das klinische Bild der chronisch interstitiellen Nephritis. In dem darauffolgenden Jahrzehnt konnten in klinischer und histopathologischer Hinsicht keine wesentlichen Ergänzungen gemacht werden. Jedoch entstand eine heftige Debatte über den kausalen Zusammenhang mit dem Phenacetin. Spühler und Zollinger erwähnten das Phenacetin nur nebenbei und nannten auch Sulfonamide als eine mögliche Ursache. Heute wissen wir, daß besonders jene Patienten betroffen sind, die jahrelang große Mengen von Phenacetin genommen hatten. Hier sind nur Patienten zusammengefaßt, bei denen die Zusammenhänge, die Art der Medikation, die verbrauchte Menge und die Begründung der Phenacetineinnahme genau erforscht werden konnten. Es handelt sich um 7 Patienten. Die Gründe der Phenacetineinnahme waren folgende: Kopfschmerzen bei Dreharbeit, Rhinitis vasomotorica, Kopfschmerzen bei einer Pelznäherin, Kreuzschmerzen, Ohrenschmerzen bei Otitis media, Veränderungen der Halswirbelsäule und auch ein Asthma bronchiale. Es ist also nicht so, wie häufig betont wird, daß der Phenacetinverbrauch mit einer schon bestehenden Niereninsuffizienz zusammenhängt. Wir haben berechnet, daß das Phenacetin so lange genommen wurde, bis die Urämie bereits manifest war. Dann wurden nämlich die Patienten darauf aufmerksam gemacht, daß sie dieses Mittel sofort absetzen sollten, was auch immer geschah. Selbstverständlich muß betont werden, daß die berichtete Zahl viel zu klein ist, um statistisch gesicherte Schlußfolgerungen daraus zu ziehen. Eine wesentliche Begleiterkrankung der sogenannten Phenacetinniere ist die Cystopyelitis. Bei fast allen Patienten konnte festgestellt werden, daß die Harnkulturen positiv waren, oder daß röntgenologisch, bioptisch oder autoptisch Veränderungen zu finden waren, die eine abgelaufene Pyelonephritis bewiesen. Im Vorstadium ist die interstitielle Nephritis nicht durch eine Hypertonie kompliziert. Im Endstadium haben fast alle Patienten eine beträchtliche Blutdrucksteigerung. Von den berichteten 7 Patienten hatten 3 eklamptische Anfälle. Bei unseren Patienten war der R.N. immer erhöht, und es war notwendig zu dialysieren, wenn dieser R.N. akut anstieg oder Krampfanfälle auftraten. Die Anämie war beträchtlich. Es wird behauptet, daß gerade bei der interstitiellen Nephritis nach Phenacetinabusus die Anämie deutlicher und intensiver sei als bei anderen chronischen Nierenerkrankungen mit gleich hohem R.N. Die Albuminurie war immer gering, im Harnsediment sah man spärlich Erythrozyten. Der Nutzen der Dialyse wurde an Hand von Tabellen demonstriert. Bei einer 49jährigen Patientin hatte die 1. Dialyse eine längere Anfallsfreiheit und einen beträchtlichen Blutdruckabfall zur Folge. Die Patientin mußte dann doch in das Dauerdialyseprogramm aufgenommen werden, und es konnte auch bei anderen Patienten bestätigt werden, daß die Dauerdialyse die Patienten vor eklamptischen Anfällen schützt. Merkwürdig ist eine Tendenz zur Hyperkaliämie. Daß es möglich war, eine Patientin ganz aus dem Dialyseprogramm zu entlassen, könnte dadurch erklärt werden, daß ein infektiöser Nachschub geheilt werden konnte. Man darf offenbar aus solchen und anderen Erfahrungen den Schluß ziehen, daß bei der interstitiellen Nephritis die Erfolge der Dialysebehandlung beachtenswert gut sind.

Literatur beim Verfasser

Anschrift des Verfassers:

Dr. *W. Bauditz*, 2 Hamburg 20, Martinistraße 52

Diskussion zu den Vorträgen 26 und 27

Michielsen meinte, daß Patienten mit chronischer interstitieller Nephritis auf Grund eines Phenacetinabusus eine ausgeprägte Tendenz zeigen, Na zu verlieren. Eine der Möglichkeiten der Therapie ist die Korrektur einer Hyponatriämie während der Dialyse. Daraus resultiert eine Besserung der Nierenfunktion. Bauditz bemerkte dazu, daß er ein echtes Salzverlustsyndrom, also schwere Na-Verluste bei seinen Patienten nicht beobachten konnte.

28.

Aus der Medizinischen Universitätsklinik Marburg (Lahn)

Über die Beziehungen zwischen blutgasanalytischen Untersuchungen und röntgenologischen Thoraxbefunden beim interstitiellen Lungenödem Nierenkranker

Von G. Baltzer

Die Indikation zur Hämodialyse oder Peritonealdialyse bei Patienten mit einer Niereninsuffizienz wird nicht immer und ausschließlich auf Grund der bestehenden Azotämie gestellt. Wie Alwall bereits 1958 zeigte, kann auch eine akute oder chronische Überwässerung mit Bildung eines Lungenödems oder Hirnödems eine Dialysebehandlung notwendig machen. Die in Fällen von Überwässerung auftretende interstitielle Form des Lungenödems ist klinisch kaum zu diagnostizieren. Besonders bei der Lokalisation im Lungenkern fehlt ein perkutorischer oder auskultatorischer Befund. Zur Beurteilung sind daher häufige Röntgenkontrollen erforderlich. Die technischen Schwierigkeiten bei der Anfertigung und Bewertung vergleichbarer Aufnahmen sind bekannt. Wir glauben durch Laboratoriumsuntersuchungen die Möglichkeit zu haben, ein interstitielles Lungenödem und damit eine Überwässerung rechtzeitig erkennen zu können. Tierexperimentelle Befunde haben gezeigt, daß das interstitielle Ödem die Diffusion der Blutgase von der Alveole zur Kapillare behindert. Theoretisch wäre zu erwarten, daß in diesen Fällen der Sauerstoffpartialdruck im arteriellen Blut abfällt. Das ist in der Tat auch der Fall. Auffällig ist die Tatsache, daß der Kohlensäurepartialdruck dabei normal bleibt, sofern keine eigentliche Lungenerkrankung vorliegt oder wegen der in vielen Fällen vorhandenen Hyperventilation sogar erniedrigt ist. Grundsätzlich besteht eine Korrelation zwischen dem Schweregrad des Ödems und der relativen Höhe des Sauerstoffpartialdruckes. Das PO_2 ist um so stärker erniedrigt, je ausgeprägter die röntgenologischen Zeichen sind. Wir versuchten eine Einteilung des Schweregrades der Ödeme nach den röntgenologischen Zeichen vorzunehmen. Dabei konnten 4 Grade unterschieden werden. 1. Geringgradiges interstitielles Ödem mit Unschärfe der Gefäßkonturen und geringer interstitieller Netzzeichnung. 2. Mittelschweres interstitielles Ödem mit verstärkter interstitieller Netzzeichnung, eventuell kleinen costodiaphragmalen Ergüssen. 3. Schweres interstitielles Ödem mit breiten peripheren Netzstrukturen, beträchtlicher Verbreiterung der Hili, Herzvergrößerung, manchmal auch beträchtliche Pleuraergüsse. 4. Schweres interstitielles Ödem mit Übergang in alveoläres Ödem, sonst die röntgenologischen Zeichen wie unter 3, zusätzlich fleckig wolkige Schattenbildung. In einem Diagramm werden die Sauerstoffpartialdrucke in Beziehung zum jeweiligen Schweregrad des Ödems bei 28 Patienten demonstriert. Der Rückgang des Sauerstoffpartialdruckes mit Zunahme des Ödems ist deutlich. Man sieht jedoch gleichzeitig, daß die absolute Höhe des PO_2 nicht gleichbedeutend mit dem Schweregrad des Lungenödems ist, sondern daß jeweils zu einem bestimmten Schweregrad Sauerstoffdrucke recht unterschiedlicher Größenordnungen gehören. Wenn man allerdings die Partialdruckwerte, die jeweils bei einem Patienten bestimmt wurden, untereinander verbindet, sieht man, daß stets ein Abfall des PO_2 mit der Zunahme des Ödems eintritt. Dieser Abfall beträgt von Schweregrad zu Schweregrad oft mehr als 10 mm. Daraus ist zu ersehen, daß für die Beurteilung im Einzelfall nicht so sehr das absolute PO_2, sondern der relative Abfall entscheidend ist. Für die große Streuung des PO_2 innerhalb eines Schweregrades kommen mehrere Ursachen in Betracht. 1. Das normale PO_2 vermindert sich mit zunehmendem Lebensalter. 2. Das PO_2 ist vom Ausmaß der Hyperventilation abhängig, die bei der urämischen Azidose fast regelmäßig gefunden wird. 3. Im Beginn einer Ödembildung läßt die Röntgenuntersuchung unter Umständen insofern im Stich, als eine eben beginnende Verbreiterung des Interstitiums nicht immer mit Sicherheit zu erkennen ist und sich dem röntgenologischen Nachweis überhaupt entziehen kann.

Nach unseren Erfahrungen stellt das PO_2 im arteriellen Blut besonders in Verbindung mit einem normalen oder erniedrigten Kohlensäurepartialdruck einen sehr empfindlichen Indikator dar, der bereits frühzeitig die Komplikation einer Flüssigkeitslunge erkennen läßt. Durch regelmäßige Kontrolle der Blutgaspartialdrucke kann sowohl das Ausmaß dieser Komplikation geschätzt als auch der Erfolg einer Dialyse nachgewiesen werden.

Zur Illustration wird über einige Fälle berichtet. Ein 26jähriger Mann mit einer lange bestehende chronischen Glomerulonephritis hat noch einen normalen Sauerstoffpartialdruck von 108 mmHg bei mäßig stark ausgeprägter Hyperventilation. Im Röntgenbild konnten keine Zeichen eines interstitiellen Ödems gesehen werden. Monate später sah man eine deutliche Hilusverbreiterung und netzförmige Strukturen in der Peripherie, das PO_2 betrug 80 mm Hg. 20 Tage später konnte eine mäßige Zunahme des interstitiellen Ödems gefunden werden, das PO_2 war gleichgeblieben. Schon 1 Woche später sah man röntgenologisch ein schweres zentrales und peripheres interstitielles Lungenödem, der Sauerstoffpartialdruck war zu diesem Zeitpunkt auf 37 mmHg abgesunken. Derartig charakteristische Verlaufsformen werden noch mit anderen Beispielen belegt.

Es erscheint uns wesentlich, abschließend nochmals festzustellen, daß die absolute Höhe des PO_2 nicht mit dem Schweregrad des interstitiellen Lungenödems übereinstimmt. Nur die regelmäßige Kontrolle der Blutpartialdrucke gestattet im Einzelfall entscheidende Aussagen über den Verlauf mit Ausbildung oder Rückbildung des Ödems.

Literatur beim Verfasser

Anschrift des Verfassers:
Dr. *G. Baltzer*, Medizin. Univ.-Klinik, 355 Marburg/Lahn

Diskussion zum Vortrag 28

ZIMMERMANN: Bei gleichhoher Sauerstoffsättigung nimmt das PO_2 bei sinkendem pH ab. Es wird daher gefragt, ob das pH gemessen wurde. Man muß das Absinken des PO_2 nicht unbedingt auf ein Lungenödem zurückführen, es könnte auch durch Ansäuerung des Patienten bedingt sein. BALTZER erwidert, daß in den meisten Fällen konstante pH-Werte gefunden wurden, es war also keine Ansäuerung vorhanden; es ist allerdings zu bemerken, daß ein Teil der Patienten medikamentös ausgeglichen wurde.

STEINBEREITHNER brachte bei voller Anerkennung der Untersuchungsbefunde Einwände gegen die Schlußfolgerung vor. Er sagte: Es ist richtig, daß das PO_2 ein Epiphänomen der interstitiellen Flüssigkeitsansammlung ist. Wir glauben aber nicht, dem ganz zustimmen zu können, daß man umgekehrt den Schluß ziehen darf, auf Grund des PO_2 eine Zunahme des Ödems anzunehmen. Wir können wohl über nephrologische Fälle weniger aussagen, der Schädelverletzte ist aber in einer ganz ähnlichen Situation, er leidet – wenn man dies so sagen darf – an einer arteriellen Hypoxie und hyperventiliert dementsprechend. Ich glaube, daß auch die von BALTZER gefundenen niedrigen PCO_2-Werte eher hypoxische Sekundärphänomene sind. Selbst wenn man die Lungenröntgenaufnahmen laufend kontrolliert, findet man nur in wenigen Fällen eine Flüssigkeitsansammlung. Es liegen eher Anhaltspunkte dafür vor, daß das Ventilations-Perfusionsverhältnis sich bei vielen Zuständen, beim Zwerchfellhochstand, einer Pneumonie, anderen Shuntbildungen ändert und daß damit automatisch eine Verschiebung des PO_2 resultiert. Wenn es sich um eine reine Änderung der Flüssigkeitsverteilung handeln würde, wäre Herrn BALTZER vollständig zuzustimmen. Wenn aber irgendein anderes Krankheitsgeschehen sekundär eingreift, würde ich glauben, daß man sich eher auf die Röntgenaufnahme als auf die Messung des PO_2 verlassen sollte.

BALTZER erwiderte darauf, daß ja auch er die Röntgenaufnahme zur Sicherung der Diagnose als unerläßlich bezeichnet habe. Es war aber festzustellen, daß sich die PO_2-Werte bei Zunahme des Ödems und bei Dialysen, vor allem durch Abnahme des Ödems, innerhalb von Stunden ändern können, woraus der Schluß zu ziehen war, daß diese Änderung auch mit der Flüssigkeitslunge zusammenhängt. Es steht ja fest, daß die Diffusion von CO_2 erhalten ist, während die Diffusion von O_2 schon längst verlorengegangen ist. Aus schon veröffentlichten Tierversuchen geht hervor, daß die Diffusionsstrecke beim interstitiellen Ödem rasch auf das Vierfache ansteigt.

29.

Aus der Urologischen Universitätsklinik Budapest (Ungarn)

Akute Oligo-Anurie bei chronischen Nierenerkrankungen

Von F. Rényi-Vámos

In 5½ Jahren haben wir an unserer Dialyse-Station 413 oligo-anurische Fälle mit der künstlichen Niere behandelt. Bei 96 Patienten (23 %) war die auslösende Ursache das Aufflackern eines chronischen Nierenprozesses. Die Diagnose war chronische Pyelonephritis, chronische und subakute Glomerulonephritis, Amyloidniere, Nephrosklerose und Periarteriitis. Mit 61 Fällen (63 %) stand die chronische Pyelonephritis an der Spitze. Die chronische Glomerulonephritis folgte mit 20 Fällen, die subakute Glomerulonephritis 9mal, eine Amoyloidniere wurde 3mal gefunden, eine Nephrosklerose 2mal und eine Periarteriitis 1mal. Die Mortalität des Gesamtmaterials betrug 176 = 42,6 %. Die Mortalität jener Gruppe, die hier zusammengefaßt ist, betrug 52 Fälle = 54,1 %. Sie liegt also höher als die des Gesamtmaterials. Bei der Bearbeitung dieser Ergebnisse stellten sich zwei Fragen: 1. Welche Art der Nierenveränderung erklärt die plötzliche Oligo-Anurie? Diese Frage ließ sich in zahlreichen Fällen mit Hilfe der histologischen Untersuchung beantworten. An Hand eines Bildes wird eine chronische Pyelonephritis mit Glomerulitis demonstriert. Die Ursache in diesem und anderen Fällen war also eindeutig eine akute Glomerulonephritis. Ein nächstes Bild zeigte eine chronische Pyelonephritis mit interstitiellen Veränderungen und Entzündungen. Eine akute Glomerulonephritis und eine akute Entzündung des Interstitiums können gleichzeitig vorhanden sein. In weiteren Bildern wird die Fibrinoidnekrose eines Vas afferens und der Glomerulaschlingen gezeigt. Enzymhistologische Bilder zeigen ferner, daß die Aktivität sämtlicher Enzyme erniedrigt ist. Die Untersuchungen betrafen die alkalische Phosphatase und Esterase.

Es ist zu betonen, daß die oligo-anurischen Zustände nicht allein an Hand der histologischen Veränderungen analysiert wurden. Funktionelle Nierenveränderungen, Gefäßspasmen, Kreislaufstörungen spielen hier eine Rolle, obwohl es in der Klinik, wegen des schweren Zustandes der Patienten, nicht immer möglich ist, solche Veränderungen exakt zu erfassen. Ausgenommen von diesen Untersuchungen waren jene oligo-anurischen Zustände, die sich langsam, im Endstadium der Grundkrankheit, entwickelten. Die zweite Frage, welche Krankheit in diesen Fällen die Oligo-Anurie auslöst, konnte zunächst damit beantwortet werden, daß immer eine mit Fieber verbundene Krankheit festzustellen war. In der pyelonephritischen Gruppe waren die Auslösefaktoren in 7 Fällen Entzündungen der Gallenwege, in weiteren 7 Fällen ein Nierensteinanfall ohne Verschluß, in je 4 Fällen eine Sepsis bzw. eine Enterocolitis, in 3 ein Reflux bei Prostatahypertrophie, in 2 Fällen eine Pankreatitis ohne Schock und in 1 Fall eine Enzephalitis. In den übrigen Fällen kam in der Anamnese ein fieberhafter Allgemeininfekt oder eine Tonsillitis vor. So war auch bei 17 der 20 an chronischer Glomerulonephritis leidenden Kranken die auslösende Ursache der Oligo-Anurie ein fieberhafter Allgemeininfekt, während in je einem Fall eine Hepatitis und eine Cholecystitis festgestellt wurde. In der Gruppe der subakuten Glomerulonephritiden wurde in 8 von 9 Fällen ein Allgemeininfekt und einmal eine Gastroenteritis registriert. Diese Feststellungen beweisen, daß die Oligurie immer nach irgendeiner fieberhaften Erkrankung entstanden ist. Die nach der akuten Exacerbation eines chronischen Nierenprozesses auftretende Oligo-Anurie beansprucht keine andere Behandlung als Anurien anderer Genese. Eine besondere Erfahrung und Umsicht erforderte lediglich die Behandlung der bejahrten pyelonephritischen Kranken.

Literatur beim Verfasser

Anschrift des Verfassers:

Prof. Dr. *F. Rényi-Vámos*, Urolog. Univ.-Klinik, Budapest VIII, Üllöi u. 78 b (Ungarn)

Diskussion zum Vortrag 29

Weissel demonstrierte dazu 3 Beobachtungen, deren Verlauf den überraschend guten Effekt der akuten Dialyse bewies. Die eine Beobachtung betraf eine 39jährige Frau, die viele Jahre vorher nephrektomiert wurde und deren zweite Niere bereits dekapsuliert war. Nach einer Uterusexstirpation war es zu einem Ileus gekommen, der mit konservativen Methoden behoben werden konnte. Die Patientin wurde 4mal dialysiert. Da nach der Vorgeschichte mit der Notwendigkeit einer chronischen Dialyse zu rechnen war, wurde ein Shunt angelegt. Die Patientin bedurfte jedoch keiner Dialyse mehr und befindet sich jetzt in einem zwar chronisch azotämischen, aber nicht urämischen Zustand. Die zweite Beobachtung betraf eine 65jährige Frau mit beiderseitiger Steinniere und einer Wasserlunge. Nach einer einmaligen Dialyse und Behebung einer Harnstauung trat eine Polyurie auf und der Zustand der Patientin besserte sich so, daß die weitere Behandlung keine Schwierigkeiten mehr machte. Der 3. Fall betraf einen jungen Mann, von dem nur bekannt war, daß er eine Albuminurie hatte. Nach einem Wettschwimmen kam es zu einer Anurie und nach einer Dialysetherapie wenige Tage später zu einer Harnflut. Die Biopsie in diesem Falle zeigte eine Glomerulonephritis mit akuter Exacerbation.

30.

Aus der I. Chirurgischen Universitätsklinik Szeged (Ungarn)

Erfahrungen auf Grund von Spätkontrollen an 100 akut urämischen Kranken

Von G. Gál

Die Behandlung der akuten Urämie mit einer auch heute noch durchschnittlichen Mortalität von 30–50 % kann man noch nicht als gelöstes Problem betrachten. Aus diesem Grunde und den spärlichen Mitteilungen über Spätkontrollen, möchte ich über unsere 100 Patienten mit akuter Urämie berichten. Von 1954 an haben wir in Szeged bis 1965 147 Patienten behandelt. Die Gesamtmortalität betrug ungefähr 35 %, der größte Teil waren Verkehrsunfälle, Transfusionszwischenfälle und Abortus. Eingehend auf die Einzelprobleme wird festgestellt, daß die Hypertonie bei tubulären Schädigungen nur ausnahmsweise beobachtet wird, in unserem Material nur bei zwei Fällen, die auch früher schon hypertonisch waren. Ein beträchtlicher Teil der Patienten zeigte auch in der oligurischen Phase – ungefähr 20 % auch bei der Nachuntersuchung – eine ausgesprochene Anämie. Die Nierenfunktion, gemessen an der endogenen Kreatininclearance, hatte sich in der Mehrzahl der

Fälle innerhalb eines halben Jahres normalisiert. Zur Zeit der Entlassung hatten ungefähr 40 % eine Kreatininclearance unter 30 ml/min. Schon nach einem halben Jahr waren diese Befunde besser und betrugen im Durchschnitt 80 ml/min. Bei der Entlassung war das spezifische Gewicht nur bei 6 Fällen über 1015. In einigen Fällen überschritt das spezifische Gewicht auch nach 7–10 Jahren 1016–1018 nicht. Die Elektrolyseuntersuchungen zeigten zur Zeit der Entlassung und auch bei den Kontrollen normale Werte. Nur der Serum-Bikarbonatgehalt war bei den Nachuntersuchungen gelegentlich relativ niedrig, die Patienten waren allerdings beschwerdefrei. Trotzdem ist dies für jenen Fall wichtig, wenn Patienten nach einer akuten Urämie einer Operation in Narkose unterzogen werden müssen. 70 % der Patienten wurden nach 3 Monaten arbeitsfähig, 9 Patienten erst nach 8–12 Monaten. Die Mehrzahl der nach 2–3 Monaten arbeitsfähig gewordenen Patienten waren Hausfrauen und Schüler. Wir haben wenige Patienten, die bei einer Nachkontrolle nach 10 Jahren arbeitsunfähig geblieben sind. Die Nachkontrollen hatten ergeben, daß einige der geheilten Frauen später normale Geburten hatten, 2 Kranke wurden ohne jede Komplikation operiert. Man ist nur trotz der guten Nierenfunktion erstaunt über die große Zahl der Nachbeschwerden. 32mal wurden Kopfschmerzen festgestellt, 37mal Kreuzschmerzen, 13mal Gleichgewichtsstörungen, 30mal Schwindelanfälle und 14mal Sehstörungen. Wir haben bei einigen Patienten elektroretinographische Untersuchungen durchgeführt und fanden Veränderungen auch bei Patienten, die keine Sehstörungen hatten. Das bedeutet, daß die Urämie auch klinisch nicht in Erscheinung tretende Veränderungen verursacht. Unter Benutzung der modernen audiometrischen und vestibulären Untersuchungen haben wir bei unseren genesenen Patienten otologische Untersuchungen angestellt. Von 100 Patienten klagten 13 über Gehörverschlechterung, 14 über Ohrensausen und 19 über Schwindel. Neural bedingter Gehörverlust verschiedenen Grades wurde bei 8 Patienten festgestellt. Bezüglich der Vestibularisuntersuchungen fanden wir in 3 Fällen Reizerscheinungen, in 5 Fällen einen bilateralen totalen Vestibularisausfall und in 2 Fällen herabgesetzte Erregbarkeit mit der Tatsache zusammen, daß wir in den Jahren 1954 und 1955 nur über Penicillin und Streptomycin verfügten. Bei 2 Patienten, die weder Streptomycin noch Kanamycin oder ähnliche Antibiotika erhielten, trat eine Schädigung auf, 1 Patient wurde ganz taub, und der andere erlitt eine Vestibularisschädigung. Das bedeutet, daß die urämische Vergiftung selbst solche Schädigungen bewirken kann. Die Betreuung von Patienten nach einer akuten Urämie und die Spätkontrollen haben eine große praktische Bedeutung.

Literatur beim Verfasser

Anschrift des Verfassers:

Dr. *G. Gál*, 1. Chirurg. Univ.-Klinik, Szeged (Ungarn)

31.

Round-Table-Gespräch: Anästhesie und Nierenfunktion

Leitung: K. STEINBEREITHNER (Wien)

Mit 2 Tabellen

STEINBEREITHNER weist einleitend darauf hin, daß der Kontakt des Anästhesisten mit dem Kardiologen und dem Atemphysiologen ziemlich eng ist, der Kontakt mit dem Nephrologen jedoch erst intensiviert werden muß. Es ist daher beabsichtigt, auf einige Probleme der Nierenpathologie einzugehen, die den Anästhesiologen besonders interessieren. Der Anästhesiologe verwendet sehr potente Medikamente, die fast quantitativ durch die Nieren ausgeschieden werden, vor allem Muskelrelaxantien. Es ist vor allem das Gallamin und das Flaxedil, von denen feststeht, daß sie quantitativ durch die Niere ausgeschieden werden und daß bei schlechter Nierenfunktion die relaxierende Wirkung außerordentlich lange anhalten kann. Der Anästhesist besitzt ein vitales Interesse daran, die Ausscheidung dieser Stoffe zu beschleunigen. Etwas weniger gilt dies vom d-Tubocurarin, man kann aus der beschränkten eigenen Erfahrung mit Narkosen von Nierentransplantationen sagen, daß eine quantitative Ausscheidung von Curare durch die Nieren stattzufinden scheint.

Bevor der Anästhesist beginnt, pflegt er den Patienten medikamentös vorzubereiten. Schon in diesem Augenblick setzen jene Wirkungen ein, die in Hinblick auf die Niere als unerwünscht anzusehen sind. Bereits die älteste bekannte Untersuchung von DE BODO (1935) weist nach, daß die ADH-Stimulation unter Morphium exorbitante Größen erreichen kann. Ähnliches gilt für alle Opiatabkömmlinge. Das Dolantin bzw. Pethidin sind näher untersucht worden, für die sehr moderne Neuroleptanalgesie liegen schlüssige Untersuchungen noch nicht vor. Andererseits darf darauf hingewiesen werden, daß die für die sog. potenzierte Narkose verwendeten Phenothiacinabkömmlinge wie Promethacin (Phenergan), Atosil und auch Chlorpromazin diesen Effekt bremsen. Was nun die Anästhetica betrifft, so verfügen wir, wenn wir von den direkten Nierenwirkungen absehen, aus jüngster Zeit über eine Untersuchung von APRAHAMIAN u. Mitarb., die nachweisen konnten, daß eine zentrale diuresehemmende Wirkung praktisch allen Inhalationsanästhetica eigen ist. Dabei ist besonders auffällig, daß das allgemein als so indifferent geschilderte Lachgas ebenfalls diesen Effekt erkennen läßt. Einzig für i. v. verabreichte Barbiturate konnte diese Wirkung nicht gesichert werden. Wenn man sich nun dem globalen Effekt der Anästhetica auf die Nierenfunktion zuwendet, muß gesagt werden, daß der Anästhesist während seiner Tätigkeit nur Übles anrichtet. Es gibt praktisch kein Anästheticum, von dem nicht feststeht, daß sowohl die glomeruläre Filtration wie auch der Nierenplasmastrom wesentlich reduziert werden. CHURCHILL-DAVIDSON ist so weit gegangen zu sagen, daß der renal blood flow, wenn man ihn kontinuierlich im Sinne eines „Monitoring" messen könnte, ein echter Indikator der Narkosetiefe wäre. Dennoch bestehen gewisse Unterschiede zwischen den Anästhetica und man sollte zwei Gruppen auseinanderhalten. Es sind dies jene Inhalationsanästhetica, von denen inzwischen bekannt wurde, daß sie die Katecholaminproduktion wesentlich anregen, so der viel gelobte und viel geschmähte Äther, aber auch Cyclopropan. Von großem Interesse sind die jüngst von LEONHARD und LANDES publizierten Untersuchungen mit PO_2-Untersuchungen im Organ, die zeigen, daß eine Cyclopropannarkose selbst bei 85 % Sauerstoffzusatz das PO_2 an der kritischen Rinden-Markgrenze auf gefährliche Werte absinken läßt. Wenn man das sonst vorliegende Untersuchungsmaterial sichtet, muß man mit PAPPER und Mitarb. feststellen, daß die Fragen der H-Ionensekretion, der Konzentrationsmechanismen und ähnlicher Vorgänge bisher gerade unter Anästhesiebedingungen kaum untersucht wurden.

Auf einen Gesichtspunkt, für den der Anästhesist verantwortlich zeichnet, darf noch hingewiesen werden, daß nämlich ein Sinken der PO_2 die Nierenfunktion entscheidend beeinträchtigt, ebenso wie ein Steigen der PCO_2. Beides kann sich während einer Narkose ereignen. RÉNYI-VÁMOS hat während dieses Symposiums darauf hingewiesen, daß bei seinen Patienten in etwa der Hälfte der Fälle keine positive Nierenanamnese bekannt war. Auch der Anästhesist ist sehr häufig in dieser Situation. Der Anästhesist muß aber außerdem mit zusätzlichen Faktoren rechnen, die der Nierenfunktion abträglich sind, ·etwa Hypovolämie, Endotoxinausschüttung, Hypoxie, Azidose, Dysproteinämie, Elektrolytentgleisungen u. a. m.

Wahrscheinlich erwartet man nun vom Anästhesisten eine schlüssige Antwort, welches Anästhesieverfahren man beim urämischen oder vom Nierenversagen bedrohten Menschen wählen soll. Die Antwort lautet: Man weiß es nicht. Das einzige, was vielleicht unterstrichen werden muß, ist dies, daß eine ausreichende Sauerstoffversorgung des Gesamtorganismus erfolgen sollte und man gerade beim gefährdeten Patienten jene Medikamente ausschalten sollte, die die Nierenfunktion entscheidend einschränken, z. B. also Äther und Cyclopropan. Von dem in letzter Zeit zu großer Popularität gelangten Halothan oder Fluothan steht fest, daß es, da vasodilatierend, die Nierenfunktion weniger einschränkt. Bei Patienten in sehr kritischer Situation ist man aus eigener Erfahrung geneigt, die Spinalanästhesie auch bei schlechtem Allgemeinzustand zu empfehlen. Dies führt zu einer weiteren Frage, nämlich der Anwendung von Vasopressoren und Vasodilatantien. BÁLINT hat gezeigt, daß Novocain, eine Sympathicusblockade, die Splanchnicusdurchtrennung, die Anwendung von Chlorpormazin und ähnlichen Substanzen die schädlichen Wirkungen einer Nierenischämie weitgehend zu beheben vermögen. Gleiches wird von amerikanischen Autoren vom Dibenamin, vom Hexamethonium und dem Tetraäthylammonium behauptet. Es steht heute fest und das soll gerade an dieser Stelle unterstrichen werden, daß praktisch alle Vasopressoren die Nierendurchblutung und die glomeruläre Filtration reduzieren, so daß das Schlagwort, welches BUCHBORN einmal geprägt hat, von der „Blutdruckkosmetik", die in Wirklichkeit kein echter klinischer Effekt ist, besondere Bedeutung gewinnt.

Der Anästhesist hat jedoch nicht nur eine Funktion während der Narkose. Alle deutschsprachigen Anästhesiegesellschaften haben in letzter Zeit ihren Namen in „Gesellschaft für Anästhesie und Reanimation" umgewandelt, um zu betonen, daß der Anästhesist umfassendere Interessen hat. Dabei kommt der Anästhesist zwangsläufig mit der *Intensivpflege* in Kontakt, in Wien hat man das große Glück gemeinsam mit der chirurgischen und der urologischen Klinik eine solche Station zur Verfügung zu haben. Es sei erlaubt an Hand einiger Tabellen aus einer älteren Arbeit das entsprechende Material vorzustellen (Tab. 1). Für die urologischen Dialysen darf darauf hingewiesen werden, daß es sich nicht um das Dialysegut der urologischen Universitätsklinik handelt, sondern um jene Dialysen, die im Rahmen der Intensivbehandlungsstation durchgeführt wurden. Aus diesem Krankengut ergeben sich jene Fragen, die in der späteren Diskussion anzuschneiden sind. Z. B. die Frage, wann nach einer Dialyse eine Narkose durchgeführt werden darf, wann vorher prophylaktisch dialysiert werden soll und wie bald nach einer Operation eine Dialyse durchführbar ist. Andere Fragen sind die nach der Peritonealdialyse bei akuten Abdominalfällen, der Dialyse beim manifesten oder drohenden Hirnödem.

Nach dieser Einleitung begann unter dem Vorsitz von STEINBEREITHNER das Round-Table-Gespräch, an dem die Herren BRAUN, HEIDLAND, KLINKMANN, KLÜTSCH, KOPP, KRÜCK, KUCHER und SIEBERTH teilnahmen. STEINBEREITHNER begann mit einem aktuellen Thema, das in dem Vortrag von BALTZER und Mitarb. angeschnitten worden war. Er meinte, daß BALTZER ganz richtig gezeigt habe, daß der Sauerstoffdruck im arteriellen Blut bei Flüssigkeitsansammlung im Interstitium der Lunge absinkt. Hier erhebt sich die Frage, ob bei einer Dialyse, die einen kritischen arteriellen Sauerstoffdruck von 60, 70 oder 80 mmHg aufweist, die Dialyse mit einer Beatmung verbunden werden soll. Dazu äußerte sich SIEBERTH folgendermaßen: Auch in Köln arbeitet an einer Intensivpflegestation eine künstliche Niere unter der Aufsicht eines Anästhesisten und es ist die Regel, daß man zunächst versucht, Sauerstoff durch eine Orotrachealsonde zuzuführen. Reicht dies aus, den Sauerstoffpartialdruck anzuheben, dann wird eine assistierte Beatmung durchgeführt, womit es meistens gelingt, den Sauerstoffdruck zu heben. KOPP stimmt dieser Ansicht zu. Er berichtet aber auch von Fällen, bei denen man eine assistierte Atmung vorbereitete, die aber dann durch eine Besserung des

Patienten während der Dialyse unnötig wurde. KLÜTSCH steht auf dem Standpunkt, daß man beatmen soll, wobei man den Sauerstoff einmal durch die Sonde zuführen soll, ein andermal assistiert und kontrolliert beatmet, auch während der Dialyse. Eine chronische oder über längere Zeit dauernde Hypoxie ist doch eine zusätzliche Gefahr. KRÜCK warnte vor einer Hyperventilation. Man muß verhindern, daß eine respiratorische Alkalose mit Veränderungen der Chloridkonzentration auftritt. KUCHER versucht einen Vergleich zwischen den Verhältnissen bei der akuten Dialyse und der akuten respiratorischen Insuffizienz. Für letztere gelten bereits anerkannte Kriterien, zu welchem Zeitpunkt eine Respiratorbehandlung anzustreben ist. Dies ist ein arterieller PO_2 von unter 75, eine Sauerstoffsättigung von unter 90 und ein PCO_2 von mehr als 55–60 mmHg. Es ist nicht einzusehen, daß auf eine vorhandene metabolische, noch zusätzlich eine respiratorische Azidose aufgepropft werden soll. Ein Großteil jener Fälle, die zur akuten Dialyse kommen, sind doch klinisch mit einem Schockzustand zu identifizieren. Der Schock ist letzten Endes eine Hypoxidose, also auch eine mangelnde Sauerstoffversorgung der Nieren, daher ist es sicher angebracht, diese schlechte Sauerstoffversorgung der Nieren durch eine Beatmung zu verbessern oder zu beseitigen. Es besteht kein Zweifel, daß die Dialyse unter gegebenen blutgasanalytischen Voraussetzungen durch eine richtige künstliche Beatmung zu ergänzen ist. HEIDLAND fügte noch hinzu, daß die Dialyse an sich zu einer gesteigerten Atemfrequenz im Sinne einer respiratorischen Alkalose führt. KLINKMANN bemüht sich ebenfalls soweit wie möglich durch Anhebung des Sauerstoffpartialdruckes bei der metabolischen Azidose die Situation zu bessern, meint aber, daß man sehr zurückhaltend sein sollte mit Tracheotomien. Die Sekundärfolgen der zum Zwecke einer künstlichen Beatmung angelegten Tracheotomie, die für Wien mit 10 % angegeben wurden, sind relativ hoch. Dieser Prozentsatz gilt aber auch für den Arbeitsbereich KLINKMANNS. STEINBEREITHNER meint, daß, wenn eine Beatmung notwendig wird, diese mit nasaler Intubation und nur für die Zeit der Dialyse durchgeführt werden sollte.

Die von anderer Seite geäußerte Meinung, daß die Tracheotomie eine nützliche, aber gefährliche Methode ist, kann nur unterstrichen werden. Die eigene Stenosestatistik steht nicht allein, denn MOLLARET in Paris, der sicher das größte Beatmungszentrum in Frankreich betreibt, hat gleichfalls 8–9 % Spätstenosen nach Tracheotomie festgestellt, so daß eine Tracheotomie nur zur Beatmung während der Dialyse abzulehnen ist.

Tab. 1

Art der Fälle (15. 9. 1963 bis 15. 8. 1965)	Zahl der Patienten		
	aufgenommen	gestorben	entlassen
A) Schädel-Hirnverletzungen	116	65	51
B) Abdominal-Fälle (kons. u. postop.)	63	29	34
C) Sonst. kombinierte Unfallverletzungen	49	22	27
D) Neurochirurg. Fälle (postop.)	23	11	12
E) Urologie	77	34	43
(Dialysen)	(296)		
F) Übriges Krankengut	136	38	98
	464	199	265

Auf eine andere Fragestellung eingehend, berichtet STEINBEREITHNER an Hand von Tab. 2 über die Bedeutung der künstlichen Ernährung des Krankengutes einer Intensivpflegestation. Die künstliche Ernährung hat eine ganz besondere Bedeutung, und zwar die künstliche Ernährung nicht im Sinne des basalen Metabolismus, also bis etwa 2500–2600 Kalorien, sondern mit wesentlich höherer Zufuhr. Man konnte zeigen, daß das apallische Syndrom, also des Durchgangsstadiums nach Mittelhirnschäden, bei Schädelverletzten nur dann überlebt werden kann, wenn dem Patienten 4500 bis 5000 Kalorien angeboten werden. Nach einem Vorschlag von dem bekannten schwedischen Ernährungsforscher WRETLIND konnte man bis zu 4200 Kalorien zuführen, aber auch gleichzeitig eine Flüssigkeitsmenge von 4200 ml. Nun ist von ALWALL einerseits und auch von der amerikanischen Arbeitsgruppe RHOADS und Mitarb. vorgeschlagen worden, die überschüssige Flüssigkeit durch forcierte osmotische Diurese zu entfernen. Die Frage an ALWALL lautet, wie lange (solche Fälle müssen ja durch Wochen, sogar durch Monate in dieser Art ernährt werden) es sich vertreten läßt, Mannit oder ein anderes osmotisches Diureticum zur Erzwingung einer Diurese zu verwenden. STEINBEREITHNER fügte auf eine Frage von ALWALL noch hinzu, daß es sich dabei nur um chronische Fälle handelt. ALWALL versuchte diese Frage zu beantworten, gab aber zu, daß noch nicht bekannt sei, wie rasch Mannit beseitigt wird. Eine wichtige Frage ist aber die, ob man durch Mannit einen hyperosmotischen Druck und ein großes Durstgefühl verursacht. Es könnte ja sein, daß Patienten, die regelmäßig Mannit bekommen, unter Durst leiden und damit in Gefahr kommen, sich zu überwässern. KLINKMANN sagte dazu, daß in den letzten 2 Stunden der Dialyse routinemäßig 200 ml Mannit infundiert werden und die noch bestehende Restdiurese unterstützt wird. Eine ständige Begleiterscheinung ist die, daß es am Ende der Dialyse durch Verschiebung des Flüssigkeitshaushaltes häufig zu einem Blutdruckanstieg kommt. Den kann man gut kupieren, wenn man Mannit gibt. HEIDLAND berichtete, daß auch er Mannit bei der Hämodialyse verwendet, insbesondere bei Patienten mit akuten Anurien. Er ist aber in letzter Zeit vom Mannit abgegangen und gab dem Sorbit den Vorzug, um bei Patienten mit drohender Herzinsuffizienz nicht ein akutes Lungenödem auszulösen, da Sorbit ja metabolisiert wird. Klinische Untersuchungen, ob eine monatelange Mannittherapie zu einer funktionellen Abnahme glomerulärer oder tubulärer Funktion führt, wären dringend notwendig, liegen aber bis jetzt nicht vor. KUCHER besitzt noch keine pathologisch-anatomischen Belege von Fällen, bei denen zum Zwecke der Hyperalimentation und der dabei notwendigen größeren Flüssigkeitszufuhr Mannit zur Ausfuhr der überschüssigen Flüssigkeit angewendet wurde. An der Intensivbehandlungsstation in Wien wurde bei 10–12tägiger Verwendung zumindest klinisch kein Nachteil festgestellt.

Tab. 2

Bedeutung der künstlichen Ernährung im Krankengut der Intensivpflegestation (289 Patienten)

Zeitdauer der Behandlung	Zahl der Patienten	
	Intravenös	Sonde
Weniger als 7 Tage	94	9
7—14 Tage	20	11
Länger als 14 Tage	15	9
	129	29

STEINBEREITHNER brachte nun ein anderes Thema zur Diskussion mit folgender Frage: Der Angriffspunkt von Mannit und Trispuffer scheint ziemlich identisch zu sein. Es erhebt sich die Frage, wann die eine und wann die andere Substanz indiziert ist. Trispuffer hat neben seiner osmotisch-diuretischen Wirkung eine besonders günstige Eigenschaft, nämlich einer Pufferwirkung intra- und extrazellulär. Trispuffer wird aber gerade in der Nephrologie zögernd verwendet. Damit verbunden ist eine weitere Frage, nämlich die, ob man nicht versuchen sollte, der Dialyseflüssigkeit Trispuffer beizugeben oder ob man bei einer schweren Azidose mit Trispuffer vorbehandeln und dann in üblicher Weise dialysieren soll. KRÜCK beantwortete diese verschiedenen Fragen, indem er zunächst den grundlegenden Wirkungsmechanismus beider Substanzen differenzierte. Mannit ist eine Substanz, die sich extrazellulär verteilt, Trispuffer verteilt sich vor allem intrazellulär. Man hat neuerdings Befunde erhoben, die zu beweisen scheinen, daß es bis zu einem gewissen Ausmaß gelingt, durch Mannitinfusionen die metabolische Azidose zu bessern. KRÜCK hat jedoch keine eigene Erfahrung damit. Die Frage, ob man Trispuffer oder Mannit einsetzen soll bei der Behandlung einer urämischen Azidose durch die chronische Dialyse, kann im Augenblick nur spekulativ beantwortet werden. KRÜCK kennt eine ganze Reihe von Dialysestationen oder solchen, die die chronische Niereninsuffizienz konservativ behandeln, die sich wegen der angeblichen Nephrotoxität bisher gescheut haben, Trispuffer zu verwenden. Es ist durchaus vorstellbar, daß dann, wenn die Substanz in die Zelle eintritt, Stoffwechselveränderungen zustande kommen, wodurch bereits bestehende und mit der Niereninsuffizienz zusammenhängende verschlechtert werden. KRÜCK erinnert daran, daß – was HEIDLAND bereits über die osmotische Nephrose bei Mannit gesagt hat – zelluläre Veränderungen nach Mannit nachweisbar werden, aber auch nach Glukoseinjektionen, so daß man sich fragen muß, ob diese zellulären Veränderungen tatsächlich Ausdruck einer toxischen Schädigung sind oder nicht vielmehr einer vorübergehenden Speicherung der betreffenden Substanz entsprechen. KRÜCK berichtet zu dieser Frage über eigene Untersuchungen an der Froschhaut, um etwas Näheres über den Einfluß des Mannits auf den aktiven Na-Transport zu erfahren. Bei den histologischen Untersuchungen wurden die gleichen Veränderungen, wie eben beschrieben, auch in den Zellen der Froschhaut gefunden. Ähnliche Untersuchungen gibt es über Trispuffer noch nicht. Ein toxischer Mechanismus zellulärer Vorgänge ist noch nicht genügend geklärt. Wahrscheinlich kann man aber, wenn es nicht gelingt, eine Azidose bei chronischer Niereninsuffizienz mit den konventionellen Maßnahmen zu beseitigen, einen Versuch mit dem wirksameren Tris wagen.

Der nächste Diskussionsreder KLÜTSCH nahm noch einmal zu der Frage Stellung über das Auftreten von Durst unter Mannitwirkung, daß dies von der Infusionsgeschwindigkeit der Mannitlösung abhängt. Bei zu großer Infusionsgeschwindigkeit steigt die Osmolarität im Plasma an, sie kann, wie im Tierexperiment nachgewiesen wurde, bis auf 375–380 mOsmol hinaufklettern und damit ist der Durst wohl erklärt. Einen wichtigen Punkt muß man erwähnen: Bei langdauernder Mannitverabfolgung sind regelmäßige Kontrollen der Plasmaelektrolyte, vor allem des Kaliums, unerläßlich, da man bisweilen bedenkliche Hypokaliämien erleben kann. KOPP erinnerte daran, daß dann, wenn man eine Dialyse durchführt gegen 300 Liter Dialysat, man in den allermeisten Fällen damit rechnen kann, daß eine bestehende Azidose ohne weitere Maßnahme ausgeglichen wird. Wenn dieser Ausgleich nicht gelingt, z. B. deshalb weil die Dialyse aus irgendwelchen Gründen abgebrochen werden muß, kann man einen Versuch mit Trispuffer machen, um das nachzuholen, was mit dem Bicarbonat oder Laktatpuffer im Bad nicht erreicht wurde. SIEBERTH hat Trispuffer nur dann angewandt, wenn gleichzeitig eine Hypernatriämie bestand. BRAUN gibt an, Trispuffer noch nicht versucht zu haben und meint, daß durch regelmäßige und häufige Dialysen die Azidose eigentlich immer beseitigt wird. Man kann den Effekt verstärken, wenn man während der Dialysen Bicarbonat oder Laktat infundiert und bei zu großer Infusionsmenge entsprechend ultrafiltriert.

FIGDOR hat seinen mehrmals geäußerten Einwand gegen die Trispuffertherapie folgendermaßen formuliert: Grundbedingung jeder osmotischen Therapie ist es, daß man bestimmte Mengen eines osmotischen Diureticums wiederholt verabreichen kann. Um eine genügend große und ausreichende Diurese zu erhalten, benötigt man auch eine entsprechend große Menge der wirksamen Substanz. Nun ist Trispuffer ja auch eine osmotisch wirksame Substanz, hat aber im Rahmen der Nephrologie den Fehler, daß es nebenbei in den Säure-Basen-Haushalt eingreift. ALWALL hat immer wieder darauf hingewiesen, daß man sich primär nicht um die Azidosen zu kümmern braucht. Ist die Azidose nur mäßig, ist der Effekt einer Bicarbonattherapie wegen der Gefahr einer Fluidierung gelegentlich zu teuer erkauft. Kommt man mit einer Bicarbonattherapie nicht weiter – es handelt sich ja hauptsächlich um die fixen Säuren, die bei der urämischen Azidose auftreten –, dann soll man dialysieren, das geht ausgezeichnet ohne Zuhilfenahme einer bestimmten Substanz.

Zur Mannittherapie und als Antwort an Herrn KLINKMANN wiederholt FIGDOR zwei wichtige frühere Feststellungen: Es gelingt nicht, mit Mannit die postdialytische Oligurie zu beheben und es gelingt ebensowenig, ein Disäquilibriumsyndrom mit Mannit zu behandeln, wenn man es während der Dialyse verabreicht. Mit Mannit kann man nur dann eine Diurese erzeugen, wenn die Glomeruli filtrieren. Wenn Mannit nicht filtriert werden kann, also ein schwerer Nierenschaden vorliegt, dann ist es gefährlich, Mannit zu verabreichen.

STEINBEREITHNER versucht nun etwas, was er eine „Ehrenrettung von Trispuffer" nennt. Ihm erschien die Indikation der Trispufferverabreichung vor allem bei den akuten Dialysen indiziert, die nicht tagelang vordialysiert werden können und dann mit einem Standardbicarbonat von 10,8 oder 12 operiert werden müssen. In solchen Fällen macht die Azidose dem Anästhesisten große Sorgen, er glaubt, daß man von der aus dem Basenexzeß errechneten Bedarfsmenge die Hälfte geben sollte und dann abwartet. Eine Zwischenfrage von SIEBERTH wie weit man kommt, wenn man die Bedarfsmenge aus dem Basenexzeß errechnet und auf dieser Grundlage einen Ausgleichsversuch macht, beantwortet STEINBEREITHNER folgendermaßen: Bei Niereninsuffizienten kommt man damit nicht sehr weit. Von den Notwendigkeiten der Anästhesie her gesehen, genügt es aber. STEINBEREITHNER berichtet einen konkreten Fall dazu. Eine Streptokokkenperitonitis mit einem R.N. von 220 mg% konnte trotz intensivster Dialysen nicht gebessert werden, was den R.N. betrifft. Das Standardbicarbonat lag zu Beginn der Dialysebehandlung bei 12, es sank dann auf 11, und mit Trispuffer konnte immerhin erreicht werden (der Patient erhielt innerhalb von 4 Tagen fast 200 mÄq), daß das Standardbicarbonat auf 14 bis 15 stieg. Ein Effekt dieser Therapie war der, daß die Darmtätigkeit, die ja auch azidoseabhängig ist, in Gang kam. HEINZE hat von der Verwendung von Trispuffer bei schweren Azidosen im Rahmen chronischer Nephropathien mit Basenexzeßwerten von −25 keine Schwierigkeiten gesehen, aber sehr wohl eine vorher bestandene Oligurie beseitigen können. KUCHER stellte die Zwischenfrage, ob bei hohen Dosen von Trispuffer die Patienten gleichzeitig beatmet werden. HEINZE berichtete über zwei Krankengeschichten, einer Anurie nach Abort und einer chronischen Pyelonephritis mit Diabetes, die im Rahmen der Trispuffertherapie nicht beatmet werden mußten. KUCHER findet es erstaunlich, daß so hohen Trispuffermengen, die sonst zu einer respiratorischen Insuffizienz, ja sogar zur Apnoe führen können, in diesen Fällen keine derartigen Wirkungen zeigten. Eine Frage von STRANGFELD, ob die Normalisierung des Säure-Basen-Status erst einsetzte, nachdem es zu einer Diurese gekommen war oder schon vorher, beantwortete HEINZE, daß bei der einen Patientin die Diurese während der Trispuffergabe einsetzte, bei dem zweiten Patienten zunächst nur eine spärliche Diurese zustande kam, die in den nächsten Tagen langsam anstieg. Der pH wurde auf suboptimale Werte eingestellt. STEINBEREITHNER stellte dazu noch fest, daß schwere Azidosen bei schwer geschädigter Niere nur sehr langsam zu korrigieren sind.

STEINBEREITHNER brachte nun ein ganz anderes Problem zur Sprache. Wie soll man sich beim Dialysepatienten zur Digitalistherapie einstellen? Kann digitalisiert werden, wenn es klinisch wünschenswert scheint? Besteht die Möglichkeit, eine relative oder absolute Überdosierung durch die Dialyse zu beherrschen? Zunächst antwortete KLINKMANN damit, daß er an das Referat über die Dialysierbarkeit der Glycoside auf dem Internationalen Nephrologenkongreß in Washington erinnerte. Digitoxin ist nicht dialysabel oder wegen seiner Eiweißbindungsfähigkeit nur sehr beschränkt. Digoxin ist in beschränktem Maße dialysabel, aber nicht so gut, daß man es ohne jede Gefahr einem Urämiker, bei dem eine Dialyse geplant ist, geben kann. Das einzige, was übrigbleibt, ist doch das Strophantin wegen seiner schnellen Abklingquote und seiner ausgezeichneten Dialysierfähigkeit. Es muß daher gewarnt werden, Glykoside mit einer langen Abklingdauer zu verwenden, vor allem dann, wenn eine Dialyse unmittelbar bevorsteht. In praxi heißt dies also, so formulierte STEINBEREITHNER, daß es ein Fehler ist, einen Patienten zu digitalisieren, der nach einer Operation möglicherweise dialysiert werden muß. BRAUN gibt jedem urämischen Patienten ab dem 20. oder 30. Lebensalter Strophantin, und zwar sollte man dies nach der Dialyse tun und nicht während oder unmittelbar vorher. Der Vorteil des Digitalis, die Frequenz zu senken, fällt nicht sehr ins Gewicht, wenn man sicher sein kann, daß man durch eine ausreichende Behandlung mit Strophantin einer Herzinsuffizienz mit Sicherheit vorbeugen kann. Wenn der Puls schneller wird, werden besser das Blutvolumen, Hämoglobin und Erythrozytenzahl kontrolliert und wenn notwendig infundiert. SIEBERTH berichtet über den Todesfall einer Patientin unter Digitalis an Herzstillstand. Bei dieser Patientin bestand eine Hyperkaliämie und Hypokalziämie, die während der Dialyse normalisiert wurden. Kalziumanstieg und Digitalisierung bei steigender Digitalisempfindlichkeit unter abfallendem Kaliumspiegel führten zur Katastrophe. Man muß jedenfalls mit der Dosierung wesentlich niedriger bleiben bei Patienten mit schlechter Nierenfunktion. Auch KOPP verfügt über eine negative Erfahrung mit Digitoxin, die Digitoxinintoxikation wurde zunächst mit den urämischen Symptomen verwechselt und das Bild später durch eine sich entwickelnde Perikarditis überlagert. KLÜTSCH erinnert daran, daß die Ultrafiltration erheblicher Mengen von Flüssigkeit sehr oft imstande ist, eine schon vorhandene Herzinsuffizienz günstig zu beeinflussen. STEINBEREITHNER präzisierte die Frage noch in folgender Richtung: Ist es richtig, daß die verschiedenen Abklingquoten, etwa vom Strophantin und – als Beispiel einer mittleren Linie – von Cedilanid, so bedeutsam sind, daß man auf den Bradykardieeffekt, z. B. von Cedilanid verzichten sollte, um gefährliche Zwischenfälle zu vermeiden? WEISSEL als erfahrener Kardiologe meinte dazu, daß die tachykarden Zustände bei der Niereninsuffizienz keine echte Herzinsuffizienz anzeigen. WEISSEL ist auch immer dann, wenn eine präoperative Digitalisierung erwünscht ist im Rahmen einer Intensivbehandlung, für Strophantin eingetreten wegen der kurzen Abklingquote. Eine einzige Ausnahme sollten die Paroxysmen von Vorhofflimmern bilden, wie man sie auch bei Urämikern beobachtet. Cedilanid wirkt dabei nahezu spezifisch.

STEINBEREITHNER stellte nun an die Gesprächsteilnehmer eine ganz bestimmte Frage: Darf man beim akuten Abdomen peritoneal dialysieren oder nicht? Näher präzisiert lautet die Frage: Ist eine Peritonealdialyse vertretbar beim Lebertrauma mit genähter Leber, bei der akuten Peritonitis, bei der Pankreasnekrose, die irrtümlich chirurgisch angegangen wurde, überhaupt vertretbar nach einer, auch blanden chirurgischen Laparotomie? Diese Frage ist schon deshalb interessant, weil kürzlich eine experimentelle Arbeit von NAIMAN veröffentlicht wurde, der Hunde durch Uranylazetat anurisch machte, Bauchwunden setzte und immer eine Nahtdehiszenz fand, wenn es nicht gelang, den Ureaspiegel unter 200 mg% zu senken. Das ist ja ein allgemein interessierendes Problem, das in anderer Formulierung auch lautet: Soll man eher heparinisieren oder prinzipiell peritoneal dialysieren. KLINKMANN antwortete aus einer nicht sehr großen eigenen Erfahrung, er würde nach einer Laparotomie die Peritonealdialyse bejahen, wenn er der Überzeugung sei, der Chirurg habe wasserdicht genäht. Er würde sich aber nicht trauen, bei einer Leberruptur oder einer Pankreasnekrose, deshalb nicht, weil dabei die Empfindlichkeit des Organismus gegenüber Volumsänderungen besonders ausgesprochen ist. Nach Angaben von anderer Seite endeten Peritonealdialysen bei Pankreasnekrosen tödlich, durch Kreislaufzusammenbruch. HEIDLAND ist ebenfalls gegen eine Peritonealdialyse nach abdominalen Eingriffen, sofern die Möglichkeit besteht, eine Hämodialyse unter regionaler Heparinisierung durchzuführen. KUCHER ist der Ansicht, daß dann, wenn an der Station die Hämodialyse gut durchgeführt wird, sie bei dieser Fragestellung der Peritonealdialyse überlegen ist. Die Hämodialyse bedeutet eine kürzere Belastung, hat einen größeren Nutzeffekt in der Zeiteinheit, und bei Leber- und Milzrupturen bedeutet die Peritonitis doch eine sehr große Gefahr. Man sollte – so meinte KUCHER – mindestens 5–6 Tage nach einer reinen, aber auch nach einer verunreinigten Laparotomie mit der Peritonealdialyse zuwarten. STEINBEREITHNER erinnerte an ein Sammelreferat von KARRY, in dem empfohlen wird, prophylaktisch einen Shunt unmittelbar im Anschluß an den betreffenden operativen Eingriff einzubauen, um spätere Zeitverzögerungen zu vermeiden. KLÜTSCH ist der Meinung, daß man auch bei der Peritonitis, sogar bei der diffusen Peritonitis, eine peritoneale Dialyse machen kann, diese Dialyse kommt ja einer Spülbehandlung der Bauchhöhle gleich und es besteht die Möglichkeit, Antibiotika zu instillieren. Er brachte einen Krankenbericht über einen schwer Verunglückten mit Leber- und Milzrissen, der 72 Stunden lang peritonealdialysiert wurde, dann aber doch starb. Der Obduzent fand eine völlig freie Bauchhöhle. KOPP wünscht eine bestimmte Unterscheidung zwischen Hämodialyse, teilweise aus praktischen, teilweise aus theoretischen Überlegungen. Es ist nicht gleichgültig, wann das Nierenversagen eingesetzt hat, schon mit dem Trauma oder mit dem späteren chirurgischen Eingriff. Es kommt nämlich auf die Zeitdauer der Urämie an. Eigene Untersuchungen haben ergeben, daß bei einem schnellen Anstieg des Harnstoffes und anderer unbekannter Urämiesubstanzen diese sich ausschließlich im extrazellulären und im zirkulierenden Körperwasser befinden, während nach 3–4 Tagen eine wesentliche Einlagerung des Harnstoffes in die verschiedenen Körpergewebe erfolgt. Kann man also die

Urämie initial erfassen, erreicht man mit der Hämodialyse wesentlich mehr, weil man das zirkulierende Volumen besser im Griff hat. SIEBERTH hat nach intraabdominellen Eingriffen nie peritoneal dialysiert. Der Harnstoff steigt postoperativ wesentlich schneller an, man kann mit der Peritonealdialyse die Harnstoffwerte nicht entsprechend senken und müßte dann die Hämodialyse doch zu Hilfe nehmen. BRAUN macht den ganz berechtigten Einwurf, daß bei postoperativen Dränagen des Bauchraumes die Dialyseflüssigkeit herausfließen kann und die Asepsis nicht mehr gewährleistet ist. Bei Gallenfisteln besteht die Gefahr einer galligen Peritonitis. Man sollte aber peritoneal dialysieren, wenn eine ganz frische Tracheotomie angelegt ist. BRAUN hat einen Patienten verloren, der nach der Tracheotomie hämodialysiert wurde und in die Lunge hinein verblutete. Er berichtete ferner über die Erfahrungen einer thoraxchirurgischen Abteilung. Bei Operationen mit Hilfe der Herz-Lungen-Maschine wurde dann, wenn die Perfusion länger als gewünscht andauerte und die Hämolyse höhere Grade erreichte, prophylaktisch ein Peritonealkatheter eingelegt.

HEINZE überblickt etwa 900 Peritonealdialysen ungefähr seit einem Jahr. Zwei Patienten wurden mit einer Peritonitis eingeliefert, beide konnten aus technischen Gründen nicht dialysiert werden, weil sich der Katheter ständig verlegte. Man muß damit rechnen, daß bei Vorhandensein einer Peritonitis die Dialyse technische Schwierigkeiten bereitet. Die Dialyse wird gewöhnlich mit 60–70 Liter Spülflüssigkeit durchgeführt und dabei wurde etwas gesehen, was die Anästhesisten interessieren wird, nämlich erheblich Alkalosen mit einem Basenexzeß von + 10. Ferner kommt es beim postoperativen Zustand häufig zu einem Hyperkatabolismus, die Peritonealdialyse reicht dann nicht aus. FIGDOR erinnert daran, daß der Nephrologe den Chirurgen auf die Gefahr der Nahtdehiszenz aufmerksam machen soll und zur Anregung verpflichtet ist, eine besonders sorgfältige Naht auszuführen und die Nähte nicht zu früh zu entfernen.

FIGDOR äußerte sich etwas skeptisch hinsichtlich der Wirksamkeit von Antibiotika bei lokaler Anwendung im Rahmen einer Peritonealdialyse. STEINBEREITHNER kam im Anschluß daran sofort zu sprechen auf das wirksame und das toxische Antibiotikum. Als Anästhesist erinnerte er daran, daß man bis heute kein Antibiotikum kennt, das nicht eine gewisse muskellähmende Wirkung hat. Massiv ist diese Wirkung beim Neomycin, Polymyxin und auch bei Streptomycin. Es liegen aber auch Untersuchungen vor, daß Penicillin und Colistin nachteilig auf die Atmung wirken. Die Frage Peritonealdialyse und hoher Antibiotikaschutz ist also nicht oberflächlich zu behandeln. Was die besonders moderne Penicillinbehandlung mit Höchstdosen betrifft, existieren Untersuchungen von ZINNER und HITZENBERGER, ferner von SPITZY und DEISENHAMMER, die zeigten, daß beim schwer geschädigten Patienten (Schädeltrauma, Sepsis, Niereninsuffizienz) eine besondere Empfindlichkeit besteht, was die Penetration der Blut-Liquor-Schranke betrifft. Die Frage ist noch dadurch erschwert, daß die Feststellung der Höhe des Penicillinspiegels nach einer Penicillininfusion längere Zeit beansprucht. Es wird über einen Todesfall berichtet, eine Sepsis, der im Status epilepticus nach offenbarer Penicillinüberdosierung zustande kam. Die Frage ist berechtigt, ob man bei einem derartigen Status epilepticus, der auf andere therapeutische Maßnahmen nicht anspricht, im Sinne einer Entgiftungsmaßnahme hämodialysieren soll. BRAUN beantwortet diese Frage mit ja, man weiß ja, daß Penicillin gut dialysabel ist. SIEBERTH berichtet über eine erfolgreiche Dialyse bei offenbarer Penicillinintoxikation. WEISSEL teilt mit, daß das Penicillin bei chronisch Nierenkranken offenbar nicht dialysabel ist, warum es beim akuten Fall dialysabel ist, wie die allgemeine Erfahrung zu zeigen scheint, bleibe dahingestellt. Man muß das Problem als noch offen bezeichnen, WEISSEL und seine Mitarbeiter dialysieren nicht aus dieser Indikation und kommen mit Antiepileptica aus. WEISSEL weist im übrigen auf das Referat seines Mitarbeiters ZIMMERMANN hin. Es ist aber richtig, daß man mit Penicillinspiegelbestimmungen immer zu spät kommt, wenn man die Werte für die richtige Dosierung erfahren will. Er meint, daß es im Rahmen einer Sepsis eine Verzweiflungsindikation gibt, in der man trotz der erniedrigten Blut-Liquor-Schranke hoch dosieren muß. Bezüglich der schlechten Dialysierbarkeit des Penicillins bei der chronischen Niereninsuffizienz widerspricht SIEBERTH. Er fand in Zusammenarbeit mit Hygienikern, daß das Penicillin sogar ausgezeichnet dialysabel ist. STEINBEREITHNER meint dann abschließend, daß es ein sehr wertvoller therapeutischer Beitrag sei, der hier erarbeitet werden konnte. Unter der Gabe von Antiepileptica könnte man es riskieren, mit der Dosierung des Penicillins in die Höhe zu gehen mit der Reserve einer entgiftenden Hämodialyse. Er erinnert auch an den von WEISSEL geäußerten Versuch eine Penicillinintoxikation mit Penicillase zu behandeln.

STEINBEREITHNER schnitt nun das Thema chronische Hyperventilation an. Die Anästhesisten sehen eine chronische Hyperventilation vor allem bei Schädelverletzten. Fast jedes schwere Schädeltrauma zeigt eine respiratorische Alkalose, daneben auch niedrige PO_2-Werte, das Entscheidende ist aber, daß es sich um eine rein respiratorische Alkalose ohne Veränderungen des Standardbicarbonats handelt. Dieser Zustand kann durch Wochen bestehen bleiben, bei einem bereits bei Bewußtsein befindlichen Schädelpatienten wurde noch nach 2 Monaten dieses Zustandsbild gesehen. Die weiteren Zusammenhänge sollen hier nicht diskutiert werden. Was den Anästhesisten aber großen Kummer bereitet, ist, daß der Organismus diese respiratorische Alkalose metabolisch kompensiert, und zwar mit Chloridanstiegen auf über 110–115 mÄq/l. Wir haben versucht eine Art Hyperventilationssyndrom des Schädeltraumas herauszuarbeiten. Wenn es zu dieser Entwicklung kam, ist in allen Fällen der Tod eingetreten. FIGDOR hat einmal versucht, terminal zu dialysieren, aber leider ohne Erfolg. Diese Chloridanstiege bei Hyperventilation sind auch aus der Anpassung an große Höhe, zumindest angedeutet, bekannt.

KRÜCK schlug vor sich zu überlegen, wie diese Hyperchlorämie zustande kommt. Bei der respiratorischen Alkalose, des vermehrten Abrauchens von CO_2 durch Hyperventilation, versucht der Organismus die Bicarbonatkonzentration an die Konzentration der freien Kohlensäure anzupassen, um den Säure-Basen-Stoffwechsel kompensiert zu halten. Der Organismus muß bei verminderter CO_2-Konzentration Bicarbonat ausscheiden; es ist dies nur durch die Niere und nur zusammen mit Natrium möglich. In der Initialphase kommt es zu einer Polyurie oder zu einem Anstieg der Natrium-, Wasser- und Bicarbonatausscheidung; über tubuläre Vorgänge wird Chlorid retiniert. Der Anstieg der Chloridkonzentration hat aber noch eine zweite Ursache. Die vermehrte Ausscheidung von Natrium in Kombination mit Bicarbonat führt zu einer Volumverminderung der extrazellulären Flüssigkeit, so daß die erhalten gebliebenen Chloridbestände und das möglicherweise vermehrt resorbierte Chlorid zu einer Hyperchlorämie führen. Daraus ergibt sich als logische Konsequenz die Therapie. Man muß versuchen die Chloridreabsorption herabzusetzen, gleichzeitig aber das verlorengegangene Volumen und Natrium ersetzen, höchstwahrscheinlich immer in Kombination mit Bicarbonat. Man sollte also Natriumbicarbonicum infundieren, vielleicht sogar im Übermaß, und gleichzeitig versuchen, die Chloridkonzentration durch ein stark wirksames Diureticum herabzusetzen.

KOPP stimmt diesbezüglich mit KRÜCK überein und kann dazu nur noch sagen, daß in diesen Zuständen mit dem Harn zunächst enorme Mengen von Kationen verloren werden, wobei das Natrium den Anfang macht. Sobald der Extrazellulärraum natriumarm ist, folgt das Kalium vom Intrazellularraum nach und der Anstieg des Chlorids ist eigentlich nur ein Indikator dafür, daß die Situation eine schwierige ist. Die Patienten sterben eigentlich durch den Kationenverlust, vor allen Dingen aber durch den Kaliumverlust.

BRAUN berichtet anschließend über Untersuchungen von KRASEMANN, Messungen bei 50 Patienten nach Schädeloperationen, wobei festgestellt wurde, daß in den ersten 8 Tagen nach der Operation der Natriumspiegel ungefähr konstant bleibt. Der Chloridgehalt stieg jedoch an, die Patienten hatten auch meistens Respirationsstörungen. Seitdem dies bekannt geworden ist, bemüht man sich, diese Veränderungen früh zu erkennen und auszugleichen. Die Katastrophen, zu denen es sonst kommt, können aber auch durch eine falsche Infusionsbehandlung entstehen. Zur Illustration berichtet BRAUN über 6 Patienten, die anurisch und urämisch eingeliefert wurden, um dialysiert zu werden. 3 Patienten, die der Dialyse unterzogen wurden, hatten einen Kochsalzwert von 1000, 950 und 880 mg%. Sie waren ausgetrocknet und bewußtlos. Alle 3 sind trotz der Dialyse gestorben. Sie sind aus der Bewußtlosigkeit nicht erwacht, obwohl die Elektrolyte nach Beendigung der Dialyse normal und der Hämatokrit besser waren. Bei den 3 anderen Patienten, die nicht dialysiert wurden, waren die Werte nicht so hoch. Der Natriumspiegel lag knapp unter 170 mÄq und etwa in dieser Höhe wird die Grenze liegen, bei der die Patienten die Intoxikation überleben können. Man sollte jeden Patienten, der mit einem ähnlich hohen Natrium- oder Kochsalzwert eingeliefert wird, sofort dialysieren. KUCHER weist auf die Arbeiten von TSCHIRREN und HUBER aus Bern hin, die bei der respiratorischen Alkalose, damals noch völlig in Unkenntnis des sekundären Hyperchlorämiesyndroms, eine Vollkurarisation und künstliche Beatmung eingeleitet haben, um von vornherein die respiratorische Alkalose nicht aufkommen zu lassen. Sie stellten damit letzten Endes auch die Kreislaufverhältnisse im Sinne einer ausgeglichenen Nierendurchblutung sicher.

STEINBEREITHNER brachte dann noch ein anderes Problem ins Gespräch, nämlich die Verwendung der Vasodilatantien (er schlug vor, Ganglienblocker, Sympatholytica und Vasodilatantien sui generis unter einen Hut zu bringen). Die konkrete Frage darf dahingehend formuliert werden, ob man bei kritischen Kreislaufverhältnissen, also einem Blutdruck in der Höhe von 80–90 mmHg vorziehen soll, die Gefäßbahn medikamentös zu erweitern und massiv aufzufüllen oder aber mit Vasopressoren zu arbeiten. KLINKMANN würde das erstere vorziehen. Dies ist nicht nur seine eigene Meinung, er hat sich mit den Anästhesisten und Kardiologen auseinandergesetzt, wobei die Anästhesisten auf Grund ihrer Erfahrungen aus der Herzchirurgie den Weg der Gefäßerweiterung und Kreislaufauffüllung bevorzugen, er ist zwar länger, aber für den Kreislauf und den Organismus schonender und physiologischer. HEIDLAND bezeichnete die Verabfolgung von Dibenzylin bei der Hypotonie als nicht ganz ungefährlich. Dies ging auch aus Tierexperimenten, die zusammen mit KLÜTSCH ausgeführt wurden, hervor. Die Kombinationsbehandlung Angiotensin mit Mannit dürfte für die Zustände mit Hypotension und Hypovolämie günstiger sein, zumal auch bei Personen ohne Kreislaufveränderungen bei kombinierter Verabfolgung von Angiotensin und Mannit eine Abnahme der glomerulären Filtration verhindert werden konnte. KUCHER bezeichnete eine gesteuerte Vasoplegie unter gleichzeitiger Sicherstellung der Normovolämie als empfehlenswert. Zusammen mit STEINBEREITHNER werden die diesbezüglichen Fragen schon seit vielen Jahren untersucht. Bis vor kurzem wurde dieser Standpunkt uneingeschränkt eingehalten. Erst in letzter Zeit wird bei toxischen Gefäßlähmungen ein Vasopressor vorgezogen. KRÜCK gab zu bedenken, daß die Wirkungen des Angiotensins bei Normotensiven bekannt ist. Man weiß, daß Angiotensin auch in subpressorischen Dosen zu einer Senkung der Filtrationsrate und einer Senkung des renalen Plasmastromes führt. Es kommt ja immer wieder vor, daß auch dann, wenn es gelang, den Blutdruck hochzuhalten, die Patienten durch eine Angiotensin- oder Adrenalininfusion anurisch wurden. Man sollte darauf achten und dies immer wieder betonen, daß der Blutdruck nicht der einzige Indikator einer wirksamen Schocktherapie ist. KRÜCK ist daher wie KUCHER dafür, daß eine dosierte Vasoplegie mit Volumensubstitution in den allermeisten Fällen ausreichend ist und besser als eine aktive vasopressive Therapie. STEINBEREITHNER bemerkte ergänzend dazu, daß die schlechte Erfahrungen mancher Autoren mit der Vasoplegie auf die Frage der Dosierung zurückzuführen sei. Dies gilt vor allem für potente Medikamente, wie Chlorpromazin, Dibenzylin, etc. KLÜTSCH tritt aber doch für die vasopressorischen Medikamente ein, allerdings nur unter der Voraussetzung, daß eine Normovolämie vorhanden ist. Es ist nicht zu verkennen, daß die betreffenden Medikamente auch eine kardiogene Wirkung haben, und verschiedene Autoren berichteten, daß das Herzminutenvolumen ansteigt. Wenn das Herzminutenvolumen ansteigt, dann wird die Nierendurchblutung sicher nicht beeinträchtigt, sondern sogar gefördert. Nach STEINBEREITHNER wird jedoch das Herzminutenvolumen vorwiegend mit Tachycardieeffekten gefördert und die isolierte Wirkung auf die Niere ist nach den meisten experimentellen Untersuchungen im Sinne einer Konstriktion gedeutet worden, so daß der Herzminutenvolumeneffekt sozusagen wettgemacht wird durch die Vasokonstriktion. Dagegen meinte KLÜTSCH, daß dann, wenn ein arterieller Mitteldruck vorhanden ist, die Nierendurchblutung katastrophal schlecht ist. Wenn man nun den Blutdruck steigert, ist es durchaus denkbar, daß es zu einem Anstieg der darniederliegenden Nierendurchblutung kommt. STEINBEREITHNER schlägt vor, sich auf folgendes zu einigen: Wenn man Volumenexpander nicht in ausreichender Menge zur Verfügung hat, soll man kleine Dosen von Vasopressoren versuchen, um die Nierendurchblutung einigermaßen sicherzustellen. Hat man aber genügend Volumen anzubieten, bekommt man denselben Blutdruckeffekt viel sanfter und auch wirkungsvoller. Ergänzend dazu meinte KOPP, daß das Schockstadium entscheidend für die Art der Therapie sei. Beim erst kurzdauernden Schock genügt oft die Volumenauffüllung, bei einem höhergradigen Schock sind vielleicht pressorische Substanzen gegenüber lytischen Substanzen abzuwägen. Ist der Schock protrahiert, wird die Entscheidung recht schwer sein. BRAUN berichtete dann noch über die Erfahrungen der chirurgischen Klinik in Münster. Wenn ein Patient im Schockzustand eingeliefert wird, wird wenn möglich das Blutvolumen mit dem Volemetron bestimmt. Wenn notwendig, wird mit einem Plasmaexpander aufgefüllt. Wenn eine Anurie besteht, rechnet man immer damit, dialysieren zu müssen. Es ist jedoch sinnlos, einen schockierten Patienten aufzufüllen, wenn eine Peritonitis oder eine exogene Vergiftung Ursache des Schockes ist. Diese Patienten erhalten sofort Hypertensin oder Noradrenalin. Außerdem bekommt jeder schockierte Patient Mannit. Bei Herzpatienten, die viel Blut während der Operation infundiert erhielten, fand man fast zufällig Ekg-Veränderungen mit der typischen Kurve einer Hyperkaliämie. Bei Kontrolluntersuchungen der Blutkonserven fand man mit zunehmender Alterung Kaliumwerte über 100 mg%. BRAUN sah auch schwere Zwischenfälle mit Kammerflimmern bei steilem Kaliumanstieg nach raschen Transfusionen hintereinander. KLÜTSCH wies darauf hin, daß das Problem der Hyperkaliämie sehr bedeutsam sein kann, auch für den Anästhesisten bei Operationen urämischer Patienten. Die Anaesthesie kann zu einer Steigerung der Azidose führen. Diese Azidose führt notwendigerweise zu einem Austritt des intrazellulären Kaliums in den Extrazellulärraum und damit zur Hyperkaliämie. Vielleicht kann man damit die häufigen Todesfälle von Urämikern erklären, die bei Einleitung der Narkose vorkommen. Man sollte grundsätzlich fordern, auch bei Notfallsoperationen, wenn man nicht genügend Zeit hat, eine blutgasanalytische Untersuchung zu machen, daß zumindest der Kaliumspiegel bestimmt wird und bereits präoperativ als prophylaktische Maßnahme Glukose und Insulin infundiert werden. Man kann mit Kationenaustauschern kombinieren. Es sei auch daran erinnert, daß seinerzeit als Notfallstherapie bei akuten Hyperkaliämien die intramuskuläre Injektion großer Dosen hypertonischer Natriumchloridlösung beschrieben wurde, wodurch es zumindest vorübergehend gelang, die Hyperkaliämie zu beseitigen.

In seinem Schlußwort dankte STEINBEREITHNER allen Teilnehmern des Gesprächs und gab seiner Genugtuung Ausdruck, daß damit das Gespräch der Anästhesisten mit den Nephrologen in einer Weise in Gang gekommen sei, wie dies bisher nur für die Kardiologie und für die Fragen der Lungenfunktion üblich war.

Anschrift des Verfassers:

Prof. Dr. *K. Steinbereithner*, Institut f. Anaesthesiologie, Wien IX, Alserstraße 4 (Österreich)

SACHVERZEICHNIS

NAMENVERZEICHNIS

Kreislauf und Niere

Herausgegeben von Prof. Dr. *R. Thauer* und Prof. Dr. *C. Albers*, Bad Nauheim/Gießen
(Verhandlungen der Deutschen Gesellschaft für Kreislaufforschung, Band 33)
XL, 286 Seiten mit 88 Abb. und 24 Tab. 1967. Lamin.kart. DM 48,—

Das Serumeiweißbild der entzündlichen Nierenerkrankungen

und seine Beziehungen zu Pathogenese, Pathophysiologie und Klinik
Von Prof. Dr. *K. O. Vorlaender*, Berlin
(Fortschritte der Immunitätsforschung, Band 4)
XII, 87 Seiten mit 18 Abb. und 2 Schemata. 1962. Kart. DM 20,—

Druck und Dynamik in den oberen Harnwegen

Bewegungs- und Transportvorgänge im Nierenbecken und Harnleiter unter Berücksichtigung klinischer und tierexperimenteller Untersuchungsergebnisse
Von Prof. Dr. *G. Rutishauser*, Basel – Mit einem Geleitwort von Prof. Dr. *M. Allgöwer*, Basel. *(Fortschritte der Urologie und Nephrologie, Band 2)*
XI, 96 Seiten mit 40 Abb. und 8 Tab. 1970. Kunststoffeinband DM 26,—

Das Ödem

Pathogenese und Therapie
Herausgegeben von Dr. *W. Frick*, Bad Nauheim
(Nauheimer Fortbildungs-Lehrgänge, Band 24)
IV, 147 Seiten mit 49 Abb. und 9 Tab. 1959. Kart. DM 16,—

Herz und Kreislauf bei endokrinen Störungen

Herausgegeben von Dr. *W. Frick*, Bad Nauheim
(Nauheimer Fortbildungs-Lehrgänge, Band 30)
IV, 130 Seiten mit 47 Abb. und 13 Tab. 1965. Kart. DM 22,—

Arterielle Hochdruckerkrankungen

Pathogenese, Diagnose und Therapie des arteriellen Hochdrucks
Von Prof. Dr. *A. Sturm jr.*, Düsseldorf – Mit einem Geleitwort von Prof. Dr. *F. Grosse-Brockhoff*, Düsseldorf
(Medizinische Praxis, Band 44)
XV, 246 Seiten mit 36 Abb. und 71 Tab. 1970. Ganzln. DM 38,—

Die Prognose der essentiellen Hypertonie

Nachuntersuchungen an 4329 Patienten
Von Prof. Dr. *K. Kühns*, Northeim, und Dr. *O. Brahms*, Aurich – Mit einem Geleitwort von Prof. Dr. Dr. *R. Schoen*, Göttingen
(Kreislauf-Bücherei, Band 20)
2. Auflage. VIII, 119 Seiten mit 26 Abb. und 49 Tab. 1966. Ganzln. DM 32,—

DR. DIETRICH STEINKOPFF VERLAG – DARMSTADT – POSTFACH 1008

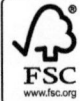